KOCHBUCH

W0294318

Gesunde Ernährung: Moderne Küche entdecken

Mit natürlichen und vollwertigen Rezepten einen bewussten Alltag voller Energie erleben

-A PureHealth Book-

ISBN: 978-3-9825050-0-8

WIDMUNG

Dieses Kochbuch ist für alle Menschen, die sich ein gesundes, glückliches und langes Leben für sich selbst und ihre Familien wünschen. Es ist für jeden, der Kochen neu erleben möchte, für jeden, der im Leben mehr Vitalität spüren möchte. Für jeden, der die Bedeutung einer bewussten und gesunden Ernährung zu schätzen weiß und für diejenigen, die den lebensverändernden Unterschied zwischen einer klassisch westlichen- und einer vollwertigen und gesunden Ernährungsweise am eigenen Körper erfahren wollen.

INHALT

1. Vorwort - Was ist gesund?

Jeden Tag werden eine Vielzahl von Studien zu dem Thema gesunde Ernährung veröffentlicht. Da fällt es schwer den Überblick zu behalten. Denn wer hat schon die Zeit und Lust sich mit diesen Studien intensiv auseinanderzusetzen? Zudem sind diese meist auf Englisch und mit medizinischen Fachbegriffen beschrieben, sodass es zu einer großen Herausforderung werden kann, seine eigenen Schlüsse daraus zu ziehen. Es kommt zur „Informations-Überflutung“ und so bleiben wir häufig bei dem, was wir bereits unser ganzes Leben kennen und uns vertraut ist. Doch das ist nicht unbedingt die beste Lösung.

Um es für dich so unkompliziert und verständlich wie möglich zu machen, bietet dir die Einleitung dieses Buches schnelle und konkrete Antworten, wie du dich gesund ernähren kannst. Wenn du nicht so gerne ließt, kannst du natürlich auch gleich zu den Rezepten vorspringen. Denn allen Mahlzeiten in diesem Buch liegt ein ausgewogenes Konzept zu Grunde, wodurch du dich automatisch gesund ernährst.

DEFINITION GESUNDHEIT:

Der Duden beschreibt Gesundheit als einen Zustand körperlichen, psychischen und geistigen Wohlbefindens, oder als Zustand ohne Beeinträchtigung durch Krankheit.

An dieser Definition ist zu erkennen, dass es bei dem Thema Gesundheit nicht nur um die Ernährung oder Sport geht. Auch die psychische Gesundheit spielt eine große Rolle.
Stelle dir deine Gesundheit wie ein Uhrwerk vor. Jedes Zahnrad muss in das nächste greifen, damit alles harmonisch funktioniert und du ein glückliches und gesundes Leben führen kannst.
Ernährst du dich zum Beispiel schlecht, kann dies deine Schlafqualität beeinflussen. Dies wiederum entscheidet darüber wie aktiv du deinen Alltag gestalten kannst, wie fit du bei der Arbeit bist und wie viel Sport du machen kannst.
Wie du dich im Alltag fühlst und welche Emotionen dich dabei begleiten, beeinflusst wiederum dein Denkverhalten und deine Ernährungsweise…

Bei dem Begriff „Gesunde Ernährung“ entstehen häufig negative Assoziationen wie: „Verzicht“ | „Verbot“ | „schmeckt nicht“ | „kompliziert“ | „hungern“ | „anstrengend“ | „aufwendig“ | „stressig“ etc.

Das alles sollte gesunde Ernährung aber nicht sein und muss es, dank diesem Buch auch nicht sein! Wenn ein Gedanke so viele negative Emotionen und somit Stress in dir auslöst, dann ist es auch nicht gesund. Zumindest nicht für deine psychische Gesundheit, welche dich auch auf allen anderen Ebenen beeinflusst.

Essen sollte daher immer ein Genuss sein und dich emotional befriedigen, um dir ein gutes und glückliches Gefühl im Alltag zu geben.
Aus diesem Grund gibt es bei PureHealth keine Verbote. Dafür umso mehr neue Ideen und Inspiration wie du deine Mahlzeiten zukünftig gesünder und trotzdem lecker gestalten kannst, ohne dabei auf etwas verzichten zu müssen oder den Genuss am Essen zu verlieren.
Durch den Lösungsweg in diesem Buch musst du dich selbst nicht damit auseinander setzen, wie du es schaffst dich gesund zu ernähren und dabei glücklich zu sein.
Mit den leckeren Rezepten kannst du nicht nur dich selbst und deine Liebsten verwöhnen, sondern auch neue Geschmackserlebnisse entdecken. Aber nicht nur du wirst begeistert sein, denn auch auf Partys oder bei Kochabenden mit Freunden kannst du mit den Gerichten Eindruck machen, so dass dich schon bald jeder nach deinen Rezepten fragen wird.

2. Übersichtsplan verschiedene Ernährungsweisen

1. OMNIVOREN:

Die meisten Menschen haben eine ominivore Ernährungsweise. Damit ist gemeint, dass sie „Allesesser" sind. Das heißt, sie beziehen ihre Nahrung sowohl aus pflanzlichen, wie auch aus tierischen Quellen. Wie bei jeder Ernährungsweise müssen die Lebensmittel selbstverständlich frisch sein, da das menschliche Körpersystem keine bereits verwesten Lebensmittel verdauen kann. Auch Menschen, die bestimmte Lebensmittel aus religiösen Gründen oder entsprechenden Geschmacksvorlieben bzw. Abneigungen nicht essen sind trotzdem „Allesesser". Wie gesund die Menschen sind, die sich so ernähren, hängt stark von der Qualität und der Wahl der Lebensmittel ab. Einige Omnivoren leiden unter einem Nährstoffmangel, häufig ohne es zu wissen, da sie sich nicht ausgewogen genug ernähren und viele industriell verarbeitete Lebensmittel konsumieren. Der Nachteil an dieser Ernährungsweise ist, dass sie durch die tierischen Produkte häufig viele entzündungsfördernde Stoffe in ihr Körpersystem aufnehmen, wodurch z.B. Krankheiten oder Übergewicht begünstigt werden können. Darum wird z.B. Menschen, die unter einer rheumatischen Erkrankung leiden, auch empfohlen den Verzehr von Fleisch stark einzuschränken oder völlig zu vermeiden. Der Vorteil ist, dass Menschen, die eine **vollwertige** omnivore Ernährungsweise haben, keine Supplemente zu sich nehmen müssen.

Ob du unter einem Nährstoffmangel leidest, kann dir z.B. dein Blutbild zeigen. Aber auch Indikatoren wie Müdigkeit, Schlafstörungen und Konzentrationsschwäche oder ständige Abgeschlagenheit können ein Indikator dafür sein. In diesem Fall solltest du dich ärztlich beraten lassen, um mögliche Ursachen zu identifizieren und einen individuellen Behandlungsplan aufzustellen. Die vollwertigen Rezepte in diesem Buch können dir dabei helfen eine ausgewogene Ernährung und einen aktiven und glücklichen Lebensstil zu führen.

2. VEGETARIER:

Menschen, die sich vegetarisch ernähren, verzichten auf Fleisch und Produkte in denen „versteckte Bestandteile von Tieren" (wie z.B. Gummibärchen) vorkommen. Die meisten Vegetarier konsumieren ebenfalls keinen Fisch. Milchprodukte wie z.B. Käse, Joghurt und Quark werden nicht ausgeschlossen und gehören ebenso wie alle pflanzlichen Lebensmittel zu der Ernährungspalette. Auch Eier, Honig, Butter und weitere tierische Produkte sind Bestandteil der Ernährung. Um als Vegetarier keinen Nährstoffmangel zu bekommen, ist eine vollwertige und ausgewogene Ernährung notwendig. Es gibt ausreichend pflanzliche Lebensmittel, welche genügend Eisen liefern können, um den Körper entsprechend zu versorgen. Um das zu gewährleisten, sollte man sich zu Beginn einer Ernährungsumstellung bewusst über dieses Thema informieren. Die Vor-und Nachteile sind der omnivoren Ernährungsweise relativ ähnlich. Jemand der weiß, wie er sich vollwertig-vegetarisch ernähren kann, braucht nicht zwangsläufig Supplemente zu sich nehmen. Aber auch die tierischen Produkte wie Milchprodukte, enthalten entzündungsfördernde Stoffe. Zudem sind Milchprodukte eine häufige Ursache von Verdauungsbeschwerden. Durch die neue Kochmethode, welchen den Rezepten in diesem Buch zu Grunde liegt, kannst du dich lecker und vollwertig vegetarisch ernähren.

3. VEGANER:

Veganer verzichten auf alle tierischen Produkte. Wie Fleisch und Fisch. Ebenso auf die Lebensmittel, welche durch Tiere erzeugt worden sind, wie z.B. Milchprodukte, Eier oder Honig.
Hinter Veganismus steckt aber noch viel mehr als nur eine Ernährungsweise. Vegan hat auch politische und ethische Hintergründe. Veganismus wird häufig mit Tierschutz und Klimaschutz in Verbindung gebracht. Zudem gibt es weitere vegane Produkte außerhalb der Lebensmittelindustrie, wie z.B. vegane Kleidung oder veganes Waschmittel und weitere Drogerieprodukte.

Die vegane Ernährungsweise wird dadurch definiert, was nicht gegessen wird.
Ein Veganer muss nicht unbedingt gesund sein. Denn wer sich hauptsächlich von veganer Tiefkühlpizza und Kartoffeln ernährt, dem Fehlen wichtige Nährstoffe im Körpersystem.
Viele Menschen die sich für eine vegane Ernährungsweise interessieren, haben Angst nicht genügend Nährstoffe aufzunehmen oder nur noch „Grünzeug“ essen zu können. Diese Ängste und Vorurteile entstehen jedoch meist nur aus mangelndem Wissen und falschen Glaubenssätzen in der allgemeinen Bevölkerung.
Wer sich vegan ernähren möchte und dabei gesund sein will, sollte sich zuvor mit dem Thema auseinandersetzen. Wer sich einmal ein Grundverständnis für gesunde Ernährung angeeignet hat, für den sollte es allerdings kein Problem sein. Aber Achtung, Menschen die komplett auf tierische Produkte verzichten, sollten zumindest über die entsprechende Supplementierung von Vitamin B12 informiert sein. Um sicher zu gehen, sollte am besten ein Gespräch mit einem spezialisierten Arzt oder Ernährungsberater vereinbart werden, besonders wenn bereits Vorerkrankungen bestehen.

Vitamin B12 kommt ausschließlich in tierischen Produkten vor und kann auch nicht vom Körper selbst produziert werden, daher muss es über die Nahrung aufgenommen werden.

4. FLEXITARIER & WEITERES:

Das Wort Flexitarier ergibt sich aus dem Begriff “flexible Vegetarier“. Sie sind ebenfalls „Allesfresser“. Dabei achten sie jedoch auf die Herkunft und entsprechende Qualität von Fleisch. Flexitarier lehnen die Massentierhaltung ab, wollen aber dennoch nicht völlig auf einen Fleischkonsum verzichten, weshalb es nur selten verzehrt wird. Das Fleisch kommt dabei häufig von regionalen Bio-Höfen, in welchen die Tiere bis zur Schlachtung artgerecht gehalten werden. Durch die besondere Haltungsform der Tiere ist das Fleisch jedoch deutlich teurer als Fleisch aus dem Supermarkt. Weitere tierische Produkte wie z.B. Milchprodukte und Eier stehen bei Flexitariern auf dem täglichen Ernährungsplan. Wobei es auch hier nochmals zahlreiche Untergruppen gibt. Wie z.B. die sogenannten „Ovo-Vegetarier“, welche sich abgesehen von Eiern völlig pflanzlich ernähren. Schonmal etwas von „Pudding-Vegetarierin“ gehört? - Menschen mit dieser Ernährungsweise verzichten auf Fleisch, aber beziehen ihre Hauptnahrungsquelle aus stark verarbeiteten industriellen Produkten mit geringer Nährstoffdichte, wie z.B. aus Weißmehlprodukten und Zuckerwaren. Diese Ernährungsweise kann z.B. nicht als gesund bezeichnet werden. Die Liste mit speziellen Begriffen für bestimmte Ernährungsweisen könnte noch endlos lang weiter geführt werden.
Nun soll es aber um die Ernährungsweise gehen, auf dessen Basis die Rezepte in diesem Kochbuch konzipiert sind.

5. VOLLWERTIGE PFLANZENBASIERTE ERNÄHRUNG

Iss mehr! - von den gesündesten Lebensmittel dieser Welt.
Im Gegensatz zu anderen Ernährungsweisen, definiert sich diese nicht dadurch welche Lebensmittel verboten sind bzw. vermieden werden, sondern fokussiert sich darauf, den Ernährungsalltag mit einfachen Handgriffen natürlicher zu gestalten und so automatisch mehr nährstoffreiche Lebensmittel zu konsumieren, welche die Gesundheit fördern können und reichlich Energie für einen aktiven Lebensstil liefern.
Dabei kommt der Genuss an erster Stelle, denn nur eine Mahlzeit, welche dich auch auf geschmacklicher und emotionaler Ebene befriedigt, kann dir einen glücklichen und zufrieden Alltag geben. Deshalb werden keinerlei Lebensmittel verboten oder ausgeschlossen. Die Basis besteht jedoch aus vollwertigen pflanzlichen Lebensmitteln.
Was heißt das jetzt genau?
Lebensmittel mit geringer Nährstoffdichte, wie stark industriell verarbeitete Produkte, sowie Lebensmittel tierischen Ursprungs, welche eine entzündungsfördernde Wirkung haben können, werden teilweise und je nach Geschmacksvorlieben durch vollwertige, pflanzliche Lebensmittel ausgetauscht. Was mit vollwertig gemeint ist, erfährst du im 3. Kapitel: „Das 3-Türen Prinzip“.

Da es pflanzen**basierte** Ernährung heißt, bedeutet es im Umkehrschluss, dass lediglich die BASIS pflanzlich ist. Wie viele tierische Produkte verwendet werden, kann individuell und nach Vorlieben entschieden werden. Die Rezepte sind so konzipiert, dass du dir darüber keine Gedanken machen musst, sondern einfach Drauf loskochen kannst. Im 5. Kapitel wird das Buchkonzept noch ausführlicher erklärt und alle offenen Fragen beseitigt. Wenn du anschließend weitere Fragen zu dem Thema gesunde Ernährung hast, dann kannst du diese gerne über den folgenden QR-Code stellen.

STELLE DEINE FRAGE

Dir ist noch etwas unklar oder du bist dir bei etwas unsicher? - QR-Code scannen und Frage einschicken.

3. Das „3-Türen Prinzip“

Das 3 Türen-Prinzip ist denkbar einfach und für jeden leicht umzusetzen. Bei diesem Prinzip werden alle Lebensmittel bestimmten Kategorien also Türen zugeordnet.

Lebensmittel aus der Kategorie "Küchentür" sollten täglich auf deinem Speiseplan stehen. Lebensmittel aus der Kategorie "Speißekammertüre" können nach Geschmacksvorlieben bedenkenlos im Alltag verwendet werden. Während Lebensmittel hinter der "Kellertüre" eher bewusst eingesetzt werden sollten.
Um die einzelnen Kategorien besser zu verstehen, unterscheiden wir zunächst unverarbeitete und verarbeite Lebensmittel voneinander.

• Unverarbeitete Lebensmittel/ Vollwertige Lebensmittel	Den Lebensmitteln wurde nichts „Schlechtes" (wie z.B. isoliertes Salz, Zucker, Fett oder sonstige Zustsatsstoffe) hinzugefügt. Gleichzeitig wurde den Lebensmitteln nichts „Gutes" entnommen (z.B. bei weißem Reis, bei welchem die natürliche braune Schale entfernt wurde und somit auch die wertvollen Antioxidantien, die in der Schale stecken)
• Leicht verarbeitete Lebensmittel	Dem Lebensmittel wurde nichts „Schlechtes" hinzugefügt
• Stark verarbeitete Lebensmittel	Den Lebensmitteln wurden diverse Zusatzstoffe hinzugefügt und diverse „Gute" Bestandteile entnommen

Als Grundprinzip gilt:

- Kommt das Essen von Pflanzen, dann greif reichlich zu
- Kommt das Essen aus einer Fabrik, dann halte lieber Abstand
- Kommt das Essen von einer tierischen Quelle dann entschiede nach Eigenermessen. Die Beiträge in Kapitel 4 können dir dabei helfen eine individuelle und fundierte Entscheidung für deinen Alltag zu treffen.

Umso mehr natürliche Farbe in einem Lebensmittel steckt, umso mehr Nährstoffe sind enthalten. Beim Lauch enthalten die dunkelgrünen Anteile z.B. mehr Nährstoffe als die hellen Anteile. Dunkelgrüner Feldsalat enthält mehr Nährstoffe als ein heller Eisbergsalat. So verhält es sich auch mit schwarzen Reis im Vergleich zu weißem Reis. - usw. Lasse dich im Supermarkt also von den knalligsten Farben, welche die Natur zu bieten hat, leiten.

DIE KÜCHENTÜRE:

Diese Kategorie heißt so, weil sich diese Lebensmittel am besten immer in deiner Küche befinden. Hier kannst du reichlich zulangen! In diese Kategorie fallen alle unverarbeiteten Lebensmittel bzw. vollwertigen Lebensmittel wie z.B.:

- **Vollkorn**: Quinoa, Hirse, Vollkorn-Reis, Haferflocken, Vollkorn-Pasta, Gerste, …
- **Gemüse**: Spinat, Süßkartoffel, Paprika, Pilze, Brokkoli, Zwiebeln, … (auch Tiefkühlgemüse)
- **Obst**: Apfel, Mango, Feigen, Zitrone, Orange, Kiwi, … (auch Tiefkühlobst)
- **Beeren**: Heidelbeere, Johannisbeere, Erdbeere, Himbeeren,…
- **Hülsenfrüchte**: Weiße Bohnen, Kidneybohnen, Erbsen, schwarze Bohnen, Edamame, …
- **Nüsse, Körner & Samen:** Walnüsse, Mandeln, Cashews, Kürbiskerne, Leinsamen, Sesamsamen, …
- **Gewürze & Kräuter**: Kurkuma, Paprika, Zimt, Petersilie, Basilikum, Oregano, …

DIE SPEISEKAMMERTÜRE:

In diese Kategorie fallen die leicht verarbeiteten Lebensmittel. Auch hier kannst du ohne Bedenken genießen. Sei dir nur dessen bewusst, dass es Lebensmittel gibt, welche gesünder sind, da sie „vollwertig" sind. Um genügend Nährstoffe aufzunehmen, braucht dein Körper ebenfalls Nahrung aus der Kategorie „Küchentüre"
Zu der Kategorie „Speisekammertüre" gehört z.B. Mandeldrink. Dieser ist nicht ungesund, jedoch kann das Getränk in Punkto Nährstoffen nicht mit einer ganzen Mandel mithalten. Dasselbe gilt z.B. für Natur-Tofu, welches aus Sojabohnen besteht. Es bietet dem Körper immer noch reichlich Energie aber eine Edamamebohne im Ganzen ist für den Körper noch besser zu verwerten.

DIE KELLERTÜRE:

In dieser Kategorie befinden sich die stark verarbeiten Lebensmittel. Diese solltest du eher bewusst genießen. Hier liegt es an dir wie viele Lebensmittel mit diesen Eigenschaften du konsumieren möchtest. Fokussiere dich lieber darauf mehr Lebensmittel aus der Kategorie Küchentüre zu konsumieren, als darauf dich mit Vermeidungstaktiken auseinanderzusetzen. Dennoch sollte dir bewusst sein, dass Lebensmittel in dieser Kategorie meist reichlich Zusatzstoffe und nur noch wenig Nährstoffe enthalten, daher können sie die Gesundheit deines Körper nur noch bedingt unterstützen oder sogar gegenteilig wirken. Daher auch der Kategoriename „Kellertüre". Denn diese Lebensmittel bewahrst du besser im Keller bzw. nicht in unmittelbarer Küchennähe auf. Die Liste dieser Lebensmittel ist endlos lang.
Ein paar Beispiele:

- **Tiefkühl-Fertiggerichte:** Pizza, Fertiggerichte wie z.B. Bratkartoffelpfanne, Speiseeis, Aufbackwaren (z.B. Laugenstangen), …
- **Fertigprodukte aus dem Kühlregal:** Tortellini, Maultaschen, Brotaufstriche & Dips,…
- **Fertigprodukte aus der Backwarenabteilung**: Muffins, Kuchen, Waffeln, Croissants, …
- **Süßigkeiten & Snacks:** Gummibärchen, Chips, Salzstangen, Milchschokolade, …
- **Weiteres**: Vegane Fertigprodukte & Ersatzprodukte (auch diese stecken voller Zusatzstoffe), Säfte, Softdrinks, alkoholische Getränke, Soßen, …

4. Faktencheck Lebensmittel

Wenn du zu bestimmten Lebensmittelgruppen gerne weiterführende Informationen haben möchtest, dann kannst du mit Hilfe der QR-Codes genau diese Fragen beantworten. Da es sich bei diesem Buch um ein Kochbuch handelt und der Fokus auf den Rezepten und der Umsetzung liegt und es sich nicht um ein Fachbuch über Lebensmittel handelt, wird dieses Kapitel kurz gehalten. Trotzdem sollen dir keine wichtigen und interessante Fakten vorenthalten werden. Daher kannst du mit deinem Smartphone einfach die folgenden QR-Codes scannen. Diese leiten dich zu spannenden und informativen Blog-Beiträgen auf der Internetseite von PureHealth weiter.
Alternativ kannst du auch die Website: www.purehealth-community.de aufrufen. PureHealth wünscht viel Spaß beim Lesen & Entdecken!

VOLLKORN

Gewusst wie - mehr Nährstoffe auf deinen Teller bringen

GEMÜSE

So viel Gemüse solltest du täglich essen

OBST

Wie viel Obst ist gesund? - Fruchtzucker Fakten To Go

BEEREN

"Beeren-Stark" - Wie Beeren deine Gesundheit stärken können

HÜLSENFRÜCHTE

Die Kraft von Bohnen & Co.

FLEISCH

Mit Fleisch, Fleischlos oder Fleischersatz?

FISCH

Wie vergiftet sind unsere Ozeane?

MILCHPRODUKTE

Wissenswertes zu Käse, Joghurt, Quark & Milch

EIER

So wirken Eier in deinem Körper

SALZ

Warum weniger mehr ist

ZUCKER & ALTERNATIVEN

So kannst du Süßes gesund genießen

INDUSTRIELL VERARBEITETE LEBENSMITTEL

Das steckt in deinem Essen

5. „Du entscheidest!"

Ja, alle Rezepte in diesem Buch sind vollwertig und pflanzenbasiert, jedoch kannst du sie nach Geschmacksvorlieben abändern. Das Symbol „ “ unter den Rezepten gibt Vorschläge für eine omnivore Ernährungsweise an. So kannst du nach Belieben deine Mahlzeit z.B. mit Fleisch, Fisch oder anderen tierischen Produkten ergänzen. Wenn du jedoch lieber komplett pflanzlich essen möchtest, kannst du das Rezept in seinem Grundzustand belassen. So oder so kannst du dir sicher sein, dass du mit jedem Bissen reichlich Nährstoffe zu dir nimmst. Bei allem was du zubereitest und isst, entscheidest du völlig frei und individuell nach aktuellen Bedürfnissen und Geschmacksvorlieben. Du isst lieber normale Pasta statt Vollkorn? Dann tausche sie einfach aus! Lieber Milch statt Mandeldrink? Auch ok! Die Rezepte bieten dir eine Vorlage, wie du dich im Alltag so gesund und natürlich wie möglich ernähren kannst, wie genau du dich daran hältst bleibt ganz dir überlassen.

GOLDENE REGEL:

Verkopfe dich nicht und genieße!
Wer sich zu viele Gedanken macht und sich selbst stresst, wird auf Dauer nicht glücklich werden.
Es ist gut und wichtig eine gewisse Grundbasis an Wissen über gesunde Ernährung zu haben, das bedeutet aber im Umkehrschluss nicht, dass alles Ungesundes für immer Verboten werden muss. Fokussiere dich lieber darauf im Alltag so viel wie möglich an gesunden und vollwertigen Lebensmittel zu konsumieren und nicht darauf die „schlechteren“ Lebensmittel zu verbannen. Mit der Zeit findest du ganz automatisch immer mehr gesunde Alternativen, zu der klassischen westlichen Kochweise.

GESCHMÄCKER ÄNDERN SICH:

Uns schmeckt das, was wir gewohnt sind. So ist es völlig normal, dass du es gerne richtig süß, salzig oder fettig liebst. Denn die industriell verarbeiteten Lebensmittel sind voll davon und sorgen mit Geschmacksverstärkern dafür, dass unser Gehirn darauf reagiert und das Belohnungssytem aktiviert wird. Damit dir in Zukunft ebenfalls die vollwertigen Lebensmittel in ihrem natürlichen Zustand schmecken, kannst du dein Körpersystem überlisten.
Dir graut es bei dem Gedanken an einen grünen Smoothie mit Spinat? Hört sich ja auch nicht so lecker an wie ein Smoothie mit Erdbeeren und Banane. Damit dir zukünftig ein Spinat-Smoothie schmeckt musst du dich zunächst langsam daran gewöhnen. Werfe am Anfang nur eine Handvoll Spinatblätter gemeinsam mit etwas Banane und Ananas in deinen Standmixer. Die Banane wird den Spinat geschmacklich übertönen, sodass du ihn bei einer Blindverköstigung gar nicht rausschmecken würdest (du kannst ja mal ein kleines Experiment mit deiner Familie starten). Trotzdem nehmen deine Geschmacksnerven den Geschmack von Spinat unterbewusst wahr, wodurch du dich daran gewöhnst. Mit der Zeit kannst du den Spinat-Anteil immer mehr erhöhen und dein Smoothie wird dir trotzdem noch lecker schmecken. So kannst du bei allen Rezepten vorgehen. Du isst z.B. nicht gerne Salat, aber liebst Bacon? Dass Salat die gesünder Wahl ist, ist vermutlich logisch. Löse das Geschmacksproblem auf, indem du z.B. deinen Salat mit Bacon toppst. Auch hier wird dir mit der Zeit immer weniger Bacon reichen, sodass der Salat dir weiterhin schmeckt. Das Prinzip ist einfach! - Kombiniere etwas, was dir bisher nicht geschmeckt hat und du gerne wegen den gesundheitlichen Vorteilen mehr essen möchtest, mit einem Lebensmittel welches du liebst, aber eventuell nicht so gesund ist. Natürlich kannst du es auch mit einem gesunden Lebensmittel kombinieren welches

dir bereits lecker schmeckt. So kannst du dich Schritt für Schritt umgewöhnen und dir eine neue Ernährungsweise aneignen. Auf diesem Weg erhältst du beides: Gesundheit und Genuss. Denke immer daran du musst nicht von heute auf morgen alle vollwertigen Lebensmittel geschmacklich lecker finden, sondern sei dir bewusst dass das etwas ist was mit der Zeit ganz automatisch kommt, wenn du offen für neue Erfahrungen bist.

TOPPING TRICK:

Stelle dir vor dem Essen die einfache Frage: „Gibt es eine Möglichkeit etwas zu meinem Essen hinzuzufügen, wodurch es noch gesünder wird?", bzw. „welches Lebensmittel könnte ich zu einer Mahlzeit hinzufügen, um noch mehr Nährstoffe zu essen?"
Bestreue dein belegtes Brot in der Mittagspause mit Sprossen. Ergänze dein Curry mit ein paar Erdnüssen. Oder wähle im Restaurant für deinen Salat zusätzlich Granatapfelkerne als Topping. Wirf ein Blick in deinen Kühlschrank und deine Küche und sehe dich um, ob ein bestimmtes Lebensmittel dein Essen noch gesünder machen könnte. Frage dich immer was kann ich hinzufügen, oder austauschen, nicht was kann ich entfernen.

KEINE ANGST VOR KALORIEN:

Esse ich dann nicht auch mehr Kalorien, wenn ich meinem Essen immer etwas hinzufüge? Die Antwort lautet nein. Die Kurzfassung dahinter ist, Kalorie ist nicht gleich Kalorie. D.h. theoretisch wird in der Laborschale allen Lebensmitteln eine bestimmte Kalorienzahl zugeordnet, aber je nach Lebensmittel werden Kalorien in deinem Körpersystem unterschiedlich verstoffwechselt. Zudem ergibt sich der Nebeneffekt, dass du durch das Hinzufügen von vollwertigen Lebensmitteln zu deiner Mahlzeit schneller satt wirst und dies auch länger bleibst, wodurch du im Laufe des Tages sogar weniger Kalorien konsumierst. Aber Vorsicht vor dem Effekt der „moralischen Lizenzierung". Dieser führt z.B. dazu, dass wir im Kopf denken, dadurch dass wir gesund gegessen oder viel Sport gemacht haben, hätten wir noch jede Menge Kalorien übrig und können deshalb noch einiges schlemmen. Dabei wird oft überschätzt wie viel Kalorien beim Sport tatsächlich verbrannt worden und unterschätzt wie viele Kalorien bereits über die Nahrung aufgenommen worden sind, sodass wir noch mehr Kalorien essen, als mit der üblichen Ernährungsweise und ohne Sport. Denn man gibt sich selbst durch das zuvor erwünschte Verhalten die Lizenz dazu, anschließend auch ein unerwünschtes Verhalten für „gut" zu befinden.
Dieses Phänomen lässt sich aber einfach beseitigen. Zuerst hilft es schonmal, wenn man über dieses Prinzip Bescheid weiß und als zweite Methode kannst du lernen intuitiv zu essen. Das heißt, du hörst dann auf zu Essen, wenn du satt bist und isst nicht den gesamten Teller leer nur weil es dir so beigebracht wurde. Reste können einfach im Kühlschrank aufbewahrt werden und prima am nächsten Tag verzehrt werden. Intuitiv essen bedeutet aber auch nicht zu hungern! Sendet der Körper ein Hungergefühl aus, dann solltest du dies auch wahrnehmen und nicht mit Gewalt unterdrücken. Wer Hunger hat, sollte auch Essen! Denn dies ist ein natürliches Zeichen vom Körper dass dieser Nährstoffe benötigt um die körperliche und geistige Leistung aufrecht zu erhalten. Hierbei muss natürlich unterschieden werden zwischen tatsächlichem Hunger und Lust. Stelle dir daher vor der Nahrungsaufnahme folgende Frage: „Habe ich gerade wirklich Hunger oder habe ich einfach Lust etwas zu essen?" Beachte vor dem Essen deine Emotionen, um nicht aus Frust zu essen. Wenn du etwas isst, ganz egal was es ist, dann tue dies bewusst und mit Genuss! Wenn du noch mehr über die zahlreichen Mythen zum Thema Kalorien erfahren möchtest, dann kannst du den nachfolgenden QR-Code scannen.

Mit den einfachen Prinzipien, aus der Einleitung, steht einer gesunden und glücklichen Zukunft mit voller Energie im Alltag nichts mehr im Weg.

Also ran an die Rezepte & kochen neu erleben!

REZEPTESAMMLUNG

SO KANNST DU DIE REZEPTE NACH BELIEBEN ABÄNDERN:

Die folgende Liste gibt dir einen groben Überblick, wie du die Rezepte nach deinen aktuellen Geschmacksvorlieben und individuellen Bedürfnissen abändern kannst. Konkrete Hinweise mit Tipps und Vorschlägen findest du auch immer direkt im Rezept.

Pflanzendrink:	Diesen kannst du immer 1:1 durch normale Milch ersetzen. Oder du wählst einen Pflanzendrink nach deinem Geschmack z.B. Sojadrink, Haferdrink, Mandeldrink, Kokosdrink, Reisdrink…
Seed-Eggs:	Statt dem selbstgemachten pflanzlichen Ei-Ersatz aus Chiasamen oder Leinsamen kannst du natürlich auch richtige Eier verwenden
Tofu:	Ersetze Tofu mit einem Fleisch deiner Wahl. Du kannst stattdessen auch Fisch und Meeresfrüchte verwenden.
Vollkornmehl:	Hier kannst du natürlich jedes beliebiges Mehl verwenden. Wie z.B. Weizenmehl, Dinkelmehl, Kastanienmehl, Roggenmehl,….
Natur-Reis:	Selbstverständlich kannst du auch den klassischen weißen Reis nehmen, aber probiere dich doch mal durch die zahlreichen verschiedenen Sorten und entdecke deinen Lieblingsreis. Du wirst überrascht sein wie unterschiedlich Reis schmecken kann.
Gemüse & Obst	Hier kannst du ganz frei neue Kombinationen ausprobieren oder Reste aus dem Kühlschrank verwerten. Tausche Obst & Gemüse in den Rezepten nach Lust und Laune aus.

DAS BEDEUTEN DIE SYMBOLE IN DEN REZEPTEN:

- Arbeitszeit
- Gesamtzeit
- Portionenanzahl
- Kalorien [kcal]
- Tipps zur Ergänzung oder individuellen Abänderungen der Rezepte
- Findest du neben den Rezepten einen QR-Code, dann gibt es auf der Website von PureHealth (www.purehealth-community.de) weiterführende Informationen für dich

NATURAL HOMEMADE

Einfach Selbstgemacht...

[...oft wurde es uns nicht beigebracht, wie wir die gesündesten pflanzlichen Lebensmittel ganz einfach und öfter in unsere Mahlzeiten integrieren können. Mit diesen Rezepten wird der Kochalltag nicht nur gesünder sondern auch spielend leicht.]

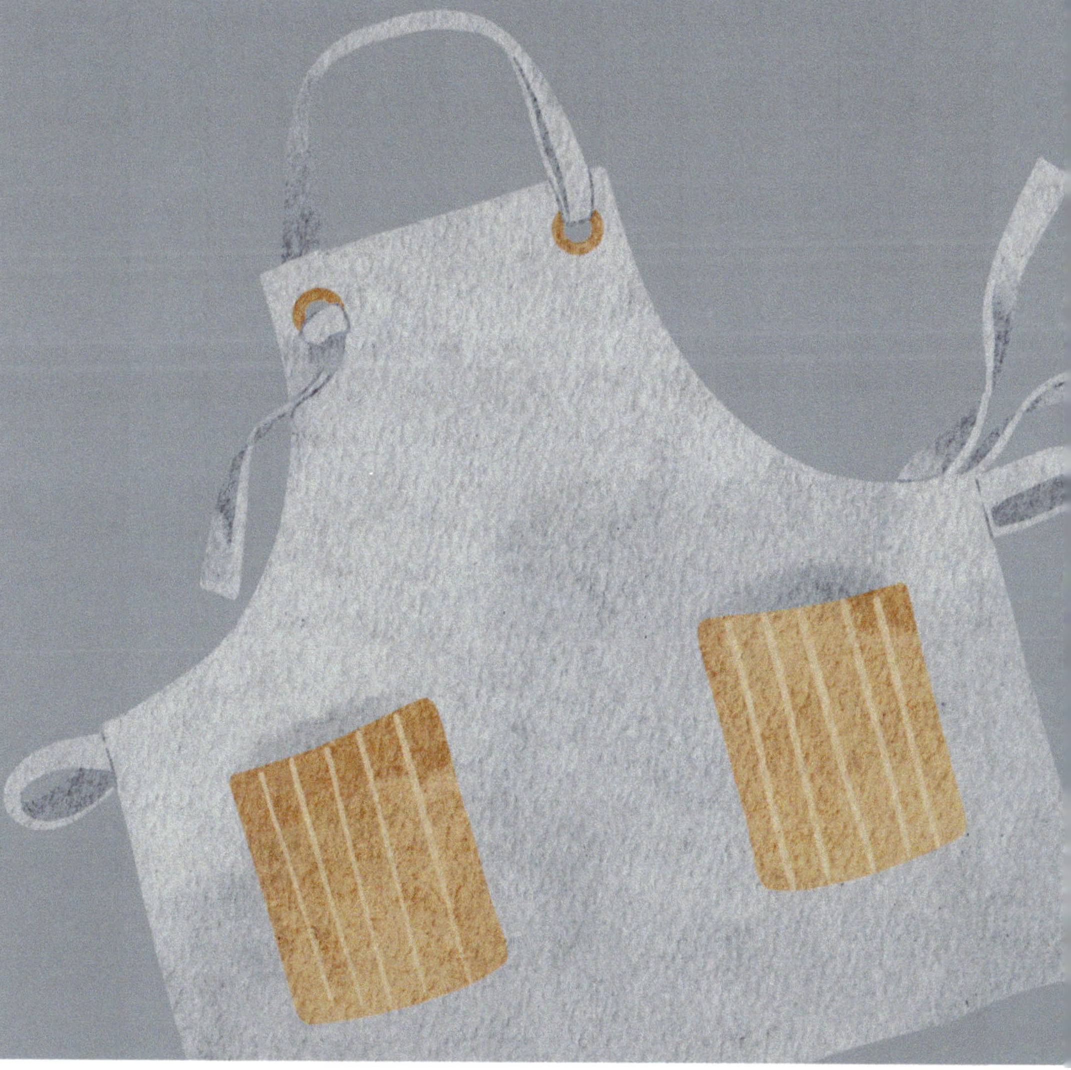

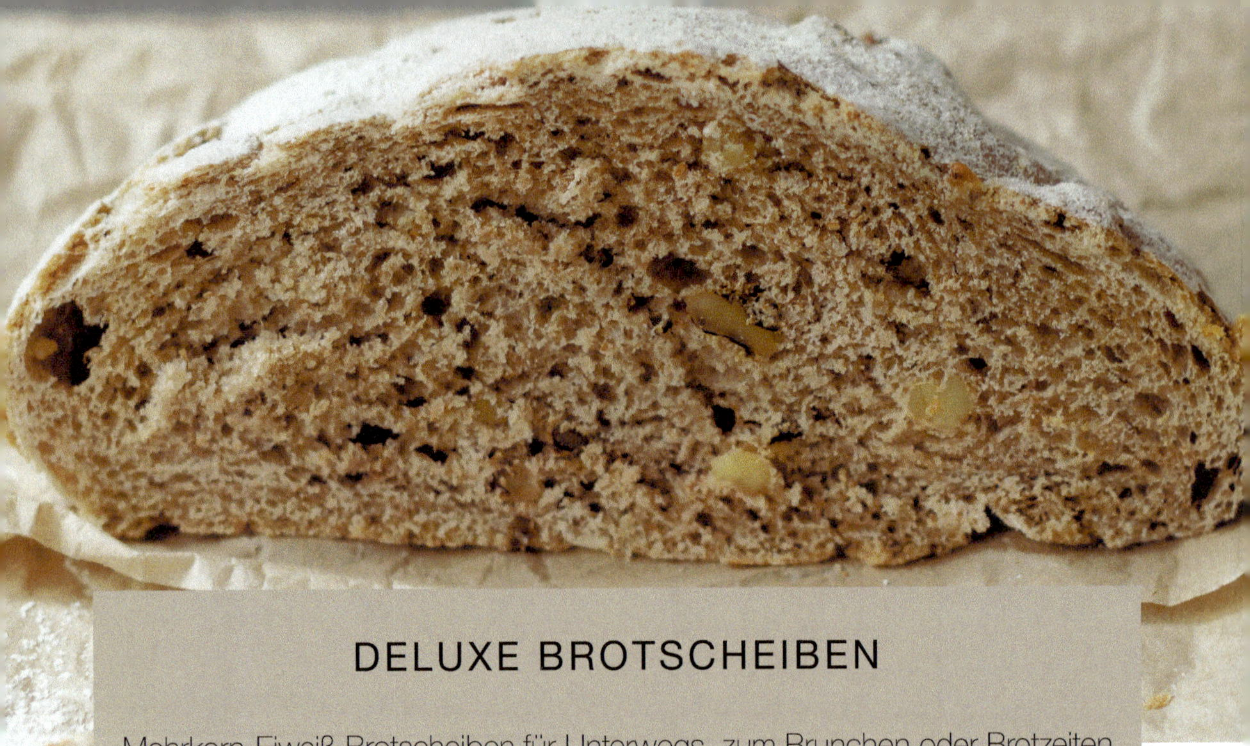

DELUXE BROTSCHEIBEN

Mehrkorn-Eiweiß-Brotscheiben für Unterwegs, zum Brunchen oder Brotzeiten

---

15 Min. | 40 Min. | 1 Brotlaib | 185 pro Scheibe

ZUTATEN:

- 280 g Vollkorn Mehl
- 40 g Leinsamen (geschrotet)
- 80 g Haferflocken
- 2 TL Backpulver
- 1 Würfel Hefe
- 260 g Kichererbsen (1 Dose - abgetropft)
- 150 g Wasser (Kichererbsen Wasser + Leitungswasser)
- 1 EL Apfelessig
- 70 g Sonnenblumenkerne
- Optional: 2 EL Flohsamenschalen

KÜCHENUTENSILIEN:

- Handmixer oder Küchenmaschine
- Backblech
- Dauerbackfolie (Backpapier)

1. Backofen auf 220 Grad vorheizen. Ein Backblech mit Dauerbackfolie auslegen und mit etwas Mehl bestäuben.

2. Vollkornmehl, Leinsamen, Haferflocken und Backpulver in eine Rührschüssel einwiegen und mit einem Handmixer auf niedriger Stufe kurz miteinander vermengen.

3. 1 Dose Kichererbsen abgießen und die Flüssigkeit dabei auffangen.

4. Abgetropfte Kichererbsen, 150 g Wasser (das aufgefangene Kichererbsen-Wasser, gegebenenfalls mit Leitungswasser auffüllen), Apfelessig, zerbröselten Würfel Hefe, Flohsamenschalen und Sonnenblumenkerne in die Rührschüssel hinzugeben. Zutaten mit einem Handmixer für 5 Minuten zu einem Teig verquirlen.

5. Den Teig mit bemehlten Händen zu einem Brotleib formen und auf das vorbereitete Backblech geben.

6. Das Brot für ca. 20-25 Minuten im Ofen knusprig backen.

7. Brot herausnehmen und abkühlen lassen.

8. Optional: Brot in 12 Scheiben schneiden und im Gefrierfach bis zur Verwendung aufbewahren. Einzelne Scheiben können bei Bedarf z.B. mit einem Toaster aufgetaut werden. So bleibt das Brot immer frisch und ist beim Essen warm und knusprig durch das Toasten.

Hülsenfrüchte sind eines der wertvollsten Lebensmittel und sollten laut Empfehlung renommierter Fachgesellschaften zu jeder Mahlzeit verzehrt werden. Bzw. 2-3 Portionen täglich. Zu Hülsenfrüchten zählen neben den Kichererbsen zum Beispiel auch Linsen, Erbsen, Weiße Bohnen, Kidneybohnen, Grüne Bohnen, Schwarze Bohnen, Edamame, etc.

Vielen Menschen fällt es schwer die täglich empfohlene Menge an Hülsenfrüchten zu verzehren. Innerhalb der letzten zwei Jahrhunderte hat sich der Konsum von Hülsenfrüchten in Deutschland drastisch reduziert. Um dem wieder entgegen zu wirken, können z.B. Kichererbsen oder auch Kichererbsenmehl in allerlei Backwaren, wie z.B. diesen Brotscheiben integriert werden. Aus Kichererbsen lassen sich z.B. auch gut Brownies machen. Das Rezept dafür ist auf S.116 zu finden.

Infos zum Thema „Flohsamenschalen“ findest du über den QR-Code

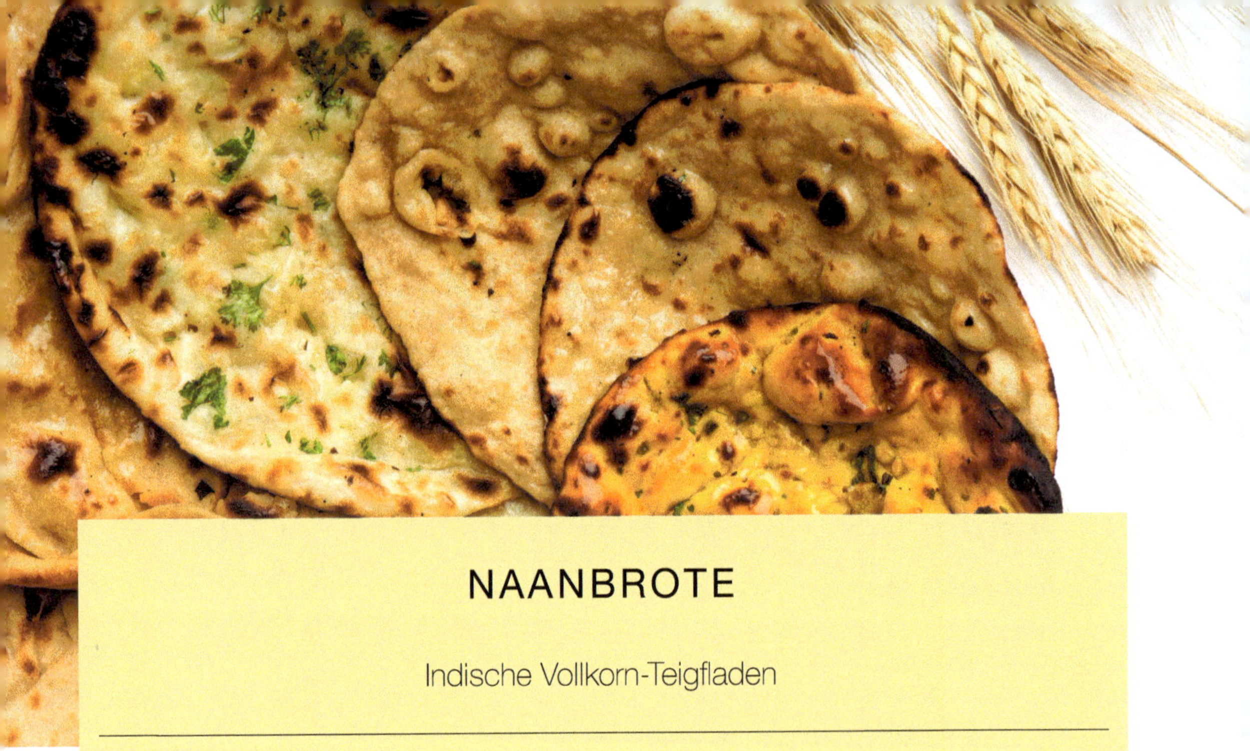

NAANBROTE

Indische Vollkorn-Teigfladen

20 Min. 25 Min. 6 Fladen 125 pro Fladen

ZUTATEN:

- 140 g Vollkorn Mehl
- 40 g Leinsamen (geschrotet)
- 2 TL Trockenhefe
- 40 g pflanzlicher Joghurt (z.B. Mandel oder Soja)
- 80 g Wasser

KÜCHENUTENSILIEN:

- Handmixer oder Küchenmaschine
- Nudelholz
- Pfanne
- (Kleiner Topf)
- (Küchenpinsel)

OPTIONAL:

- 1 EL pflanzliche Margarine
- 1 Knoblauchzehe
- Eine Handvoll frische Kräuter (z.B. Petersilie oder Koriander)

1. Die trockenen Zutaten: Vollkorn Mehl, Leinsamen und Trockenhefe in eine Rührschüssel geben und mit einem Handmixer auf niedriger Stufe kurz miteinander vermengen.

2. Pflanzlichen Joghurt und Wasser hinzufügen und die Zutaten mit einem Handmixer für ca. 2 Minuten kneten, bis ein geschmeidiger fester Teig entstanden ist.

3. Den Teig mit bemehlten Händen zu einer Kugel formen und mit etwas Mehl bestäuben. Mit einem Geschirrhandtuch abdecken und für ca. 20 Minuten an einem warmen Ort gehen lassen.

4. Den Teig in sechs gleich große Stücke unterteilen und auf einer leicht bemehlten Arbeitsfläche mit einem Nudelholz zu sechs flachen Fladen ausrollen.

5. Eine Pfanne ohne Öl erhitzen und die Fladen nacheinander fertig backen, bis der Teig blasen wirft (ca. 2 Minuten), dann wenden und von der anderen Seite ebenfalls für ca. 2 Minuten goldbraun braten.

6. Wenn die Naanbrote nicht anderweitig weiterverwendet werden, können sie optional mit einer Knoblauch-Kräuter-Butter Mischung bepinselt werden. Dafür ein Stück pflanzliche Margarine mit einer gepressten Knoblauchzehe in einem kleinem Topf erhitzen. Anschließend gehackte Kräuter zu der Butter-Mischung hinzufügen und die Naanbrote von beiden Seiten mit einem Küchenpinsel bestreichen. Zu Naanbrot passt Hummus geschmacklich hervorragend. *(Siehe Rezept Orient Cream S. 100)*

Vorrats - Tipp: Friere übrig gebliebene Naanbrote ein und taue sie bei Bedarf im Toaster auf.

Sommer - Tipp: Anstatt die Naanbrote in der Pfanne fertig zu rösten, können diese auch auf dem Grill gebacken werden. So bieten die Teigfladen eine leckere Alternative zum klassischen Kräuterbaguette aus dem Kühlregal.

Fluff - Tipp: Um einen noch fluffigeren Teig zu bekommen, kann das Leitungswasser im Teig optional durch Sprudelwasser ersetzt werden.

Gewürz - Tipp: Probiere verschiedene Gewürze im Teig aus. Füge z.B. 1-2 TL Kurkuma hinzu. So erhältst du einen gelben Teigfladen welcher nicht nur optisch ein Eye-Catcher ist, sondern auch geschmacklich viel zu bieten hat. Auch mit Kräutern kann experimentiert werden. Zum Beispiel etwas getrockneten Rosmarin oder Oregano zum Teig hinzugeben. Wer die Fladen gerne süß bestreichen möchte, kann z.B. auch etwas Zimt und Kardamon in den Teig dazugeben.

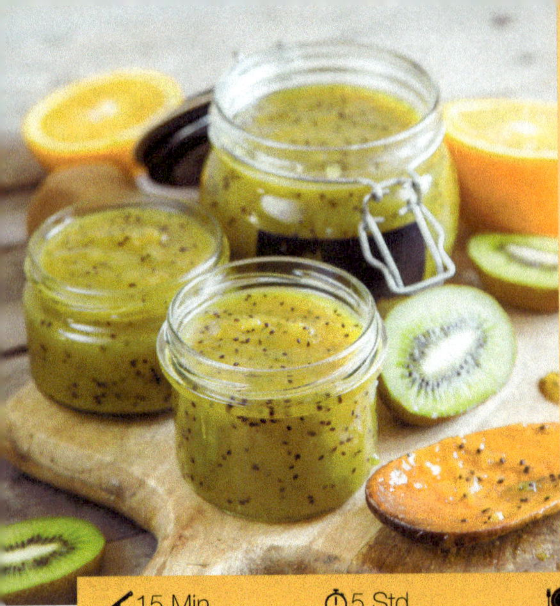

VITAMIN MARMELADE

ZUTATEN:

- 200 g frisches Obst nach Wahl (z.B. Kiwi & Orange)
- 3 Datteln (getrocknet & entsteint)
- Saft einer halben Zitrone
- 1/2 TL Agar Agar
- Optional: 1 TL Vanille-Extrakt

15 Min. | 5 Std. | 1 Glas (250 g) | 85 pro 100 g

1. Früchte gründlich waschen und abtropfen lassen und je nach Größe grob schneiden.

2. Datteln, Zitronensaft, etwas Vanille und die gewaschenen Früchte in einen Standmixer geben und fein pürieren, bis keine Stückchen mehr vorhanden sind.

3. Die pürierte Obstmasse in einen Kochtopf geben und zum Kochen bringen. Einen halben Teelöffel Agar Agar hinzufügen und den Herd etwas herunter drehen. Die Marmelade unter gelegentlichem Rühren für 10 Minuten köcheln lassen.

4. Die fertige Marmelade in ein heiß ausgespültes Schraubglas umfüllen und abkühlen lassen. Bis zur Verwendung im Kühlschrank aufbewahren. (Im Kühlschrank hält sich die Marmelade 3-5 Wochen)

Diese Marmelade punktet nicht nur mit ihrem intensiven frischen Geschmack, sondern sie ist auch frei von isoliertem Zucker und Zusatzstoffen. Dafür bietet diese Marmelade umso mehr wertvolle Nährstoffe für den Körper. Vergleicht man den Kaloriengehalt zwischen klassischer Marmelade aus dem Supermarkt (ca. 240 kcal pro 100 g) und diesem Rezept (ca. 85 kcal pro 100g) , dann ergibt sich hier ein bemerkenswerter Unterschied.

Info: Agar Agar ist ein rein pflanzliches Geliermittel, welches aus getrockneten Algen gewonnen wird. Aber keine Sorge das schmeckst du nicht heraus. Du schmeckst ja auch nicht die Knochen, Knorpel oder das Bindegewebe von Rindern heraus, aus dessen Bestandteilen die klassische Gelatine gewonnen wird. Inzwischen ist die Gelier-Alternative in immer mehr Supermärkten in der Backwaren-Abteilung zu finden. Meist ist Agar Agar in kleinen Papierverpackungen, ähnlich wie Backpulver-Verpackungen, erhältlich.

CHIA MARMELADE

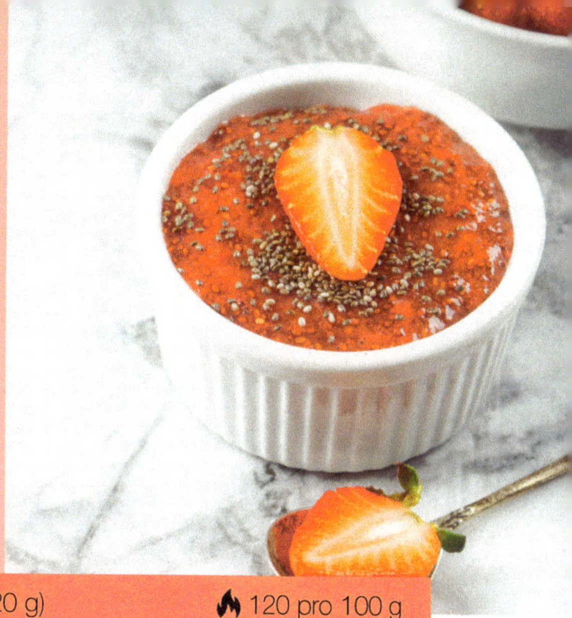

ZUTATEN:

- 150 g frisches Obst nach Wahl (z.B. Erdbeeren & Physalis)
- 3 Datteln (getrocknet & entsteint)
- 30 g Wasser
- 30 g Chiasamen
- Optional: 1 TL Vanille-Extrakt

5 Min. | 3 Std. | Glas (220 g) | 120 pro 100 g

1. Früchte gründlich waschen und abtropfen lassen und je nach Größe grob schneiden.
2. Datteln, Zitronensaft, etwas Vanille und die gewaschenen Früchte in einen Standmixer geben und fein pürieren, bis keine Stückchen mehr vorhanden sind.
3. Die Chiasamen mit einem Spatel vorsichtig unterheben.
4. Die Flüssigkeit in ein heiß ausgespültes Schraubglas umfüllen und in den Kühlschrank stellen. Nach ca. 3-5 Stunden hat die Marmelade die gewünschte Konsistenz. (Im Kühlschrank hält sich die Marmelade für 3-5 Tage)

Durch die Chiasamen kann diese Marmelade mit reichlich Ballaststoffen punkten. Leinsamen und Chiasamen sind in ihrem Nährstoffgehalt und in ihrer Wirkung auf den Körper ziemlich ähnlich, weshalb sie meistens gut 1:1 ersetzt werden können.
Der Vorteil von Leinsamen ist, dass diese günstiger und heimisch sind und somit nicht importiert werden müssen. Jedoch eignen sich Chiasamen für dieses Rezept besser, da sie eine höhere Quell-Fähigkeit haben. Weshalb dieses Marmeladen-Rezept völlig ohne Geliermittel auskommt.

Tipp: Verwende die selbstgemachten Marmeladen z.B. auch für Salatdressings oder zum Backen.

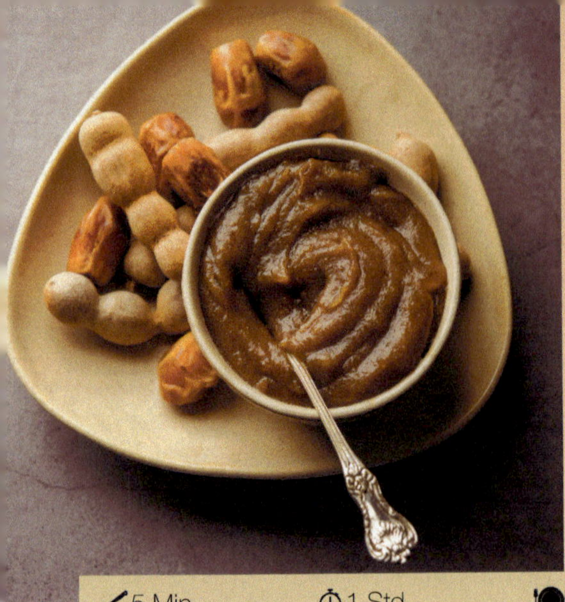

DATTEL PASTE

ZUTATEN:

- 150 g Datteln (getrocknet und entsteint)
- 70 ml Wasser

KÜCHENUNTENSILIEN:

- Standmixer

5 Min. | 1 Std. | 1 Glas (200 g) | 225 pro 100 g

1. Datteln in einen Standmixer einwiegen und mit 70 ml siedendem Wasser übergießen. Für eine Stunde quellen lassen.
2. Anschließend Datteln und Wasser schrittweise pürieren, bis eine klebrige Paste ohne Stückchen entsteht.
3. Die Dattelpaste in ein heiß ausgespültes Schraubglas umfüllen und im Kühlschrank bis zur Verwendung aufbewahren. (Die Paste hält sich bei hygienischer Verarbeitung ca. 1-2 Wochen)

In nachfolgenden Rezepten wird teilweise bei den Zutaten „Dattelsirup" aufgeführt. Diesen kannst du dann durch diese selbstgemachte „Dattelpaste" austauschen. Du kannst natürlich auch gekauften Dattelsirup aus dem Supermarkt verwenden, ganz nach deinen Vorlieben.
Die Früchte bieten eine gesunde Zuckeralternative und können vielseitig eingesetzt werden. Was in diesem Kochbuch auch der Fall ist. Daher am besten immer ein paar Datteln auf Vorrat im Kühlschrank aufbewahren. Mehr zu der Zuckeralternative findest du über den QR-Code

ERDNUSS CREME

ZUTATEN:

- 300 g Erdnüsse (nach Möglichkeit ungesalzen)
- 5 g Sonnenblumenöl

KÜCHENUTENSILIEN:

- Standmixer (Hochleistungs-Mixer oder Küchenmaschine mit sehr scharfen Klingen und hoher Geschwindigkeit)

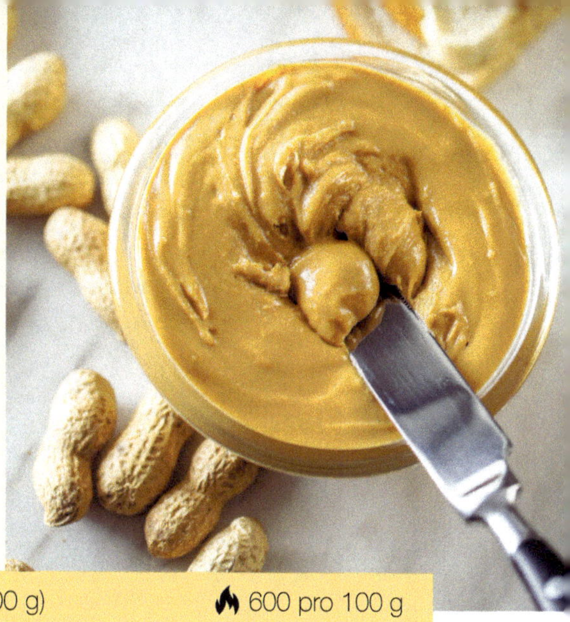

20 Min. | 20 Min. | 1 Glas (300 g) | 600 pro 100 g

1. Die Nüsse in den Standmixer geben und auf der höchsten Stufe für ca. 30 Sekunden pürieren.
2. Mit Hilfe eines Silikon-Schabers die Masse an der Innenseite der Wand wieder nach unten zur Klinge schieben.
3. Die Masse für eine weitere Minute auf höchster Stufe mixen. Das Sonnenblumenöl hinzugeben und die Masse wieder mit dem Spatel nach unten schieben. Anschließend solange pürieren, bis eine glatte Creme entsteht.
4. Fertige Erdnusscreme in ein heiß ausgespültes Schraubglas umfüllen und im Kühlschrank aufbewahren. (Die Creme hält sich mehrere Wochen)
5. Crunch-Tipp: Wer eine Erdnuss-Creme mit crunchigen Stücken bevorzugt kann vor dem ersten Arbeitsschritt 50 g Erdnüsse in den Standmixer geben und diese nur für 3-5 Sekunden mixen. Die zerkleinerten Erdnüsse anschließend in eine Schale umfüllen und erst am Ende nach dem dritten Arbeitsschritt mit einem Spatel in die Creme unterheben.

Erdnüsse sind trotz ihres hohen Fettgehalts ein gesundes Lebensmittel. Denn durch ihre zahlreichen Nährstoffe können sie z.B. zur Gesundheit von Haut, Haare, Nägel , Knochen, Zähne und Herz beitragen. Erdnüsse können ebenfalls für eine bessere Schlafqualität und mehr Konzentration sorgen. Am gesündesten ist die Erdnuss, wenn sie samt ihrer inneren rötlichen Schale verzehrt wird. Daher kannst du für dieses Rezept auch deine Erdnüsse selber aus ihrer äußeren harten braunen Schale schälen und diese anschließend samt ihrer inneren rötlichen Schale in den Standmixer geben. So erhält deine Erdnusscreme noch mehr Nährstoffe.

Durch das Selbermachen deiner Erdnussbutter sparst du nicht nur Verpackungsmüll ein, sondern auch unnötige Zusatzstoffe und weißen Zucker, welche in der gekauften Erdnussbutter aus dem Supermarkt meist reichlich enthalten sind.

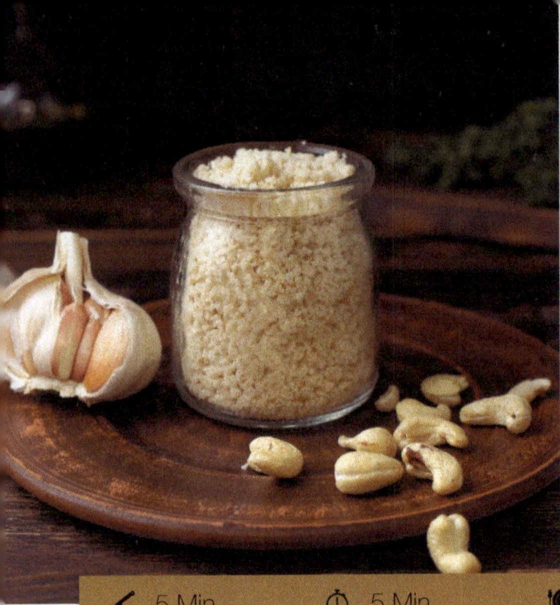

PFLANZENPARMESAN

ZUTATEN:

- 50 g gemahlene Mandeln
- 30 g Hefeflocken
- 1/2 TL Zwiebelpulver
- 1/2 TL Paprikapulver
- 3/4 TL Knoblauchpulver
- 2 TL Zitronensaft
- Optional: getrocknete Kräuter zum verfeinern (z.B. Oregano, Basilikum...)

5 Min. | 5 Min. | 1 Glas (85 g) | 25 pro EL

1. Ein kleines Schraubglas mit heißem Wasser ausspülen und abtrocknen.
2. Alle Zutaten in das Schraubglas geben und mit einer Gabel gründlich verrühren, bis alles gleichmäßig miteinander vermischt ist.
3. Im Kühlschrank aufbewahren und nach Belieben verwenden. Zum Beispiel für Pasta Gerichte oder auf Broten als Topping. (Der pflanzliche Streu Parmesan ist im Kühlschrank mehrere Wochen haltbar)

Info: Hefeflocken oder Synonym Nährhefe ist getrocknete und gewalzte Hefe. Allerdings ist die Hefe „inaktiv“, sodass sie im Gegensatz zu Backhefe nicht treiben kann. Die Flocken schmecken nussig bis käsig. Sie enthalten unter anderem viele B-Vitamine, Mineralstoffe und Eiweiß. Da sie so viele Nährstoffe liefern, werden sie zum Teil als „Super-Food“ oder „natürliches Nahrungsergänzungsmittel“ bezeichnet. Zu kaufen gibt es die Hefeflocken in Bio-Läden und inzwischen auch in immer mehr Supermärkten. Sie werden meist in ähnlichen Verpackungen wie die von Maisstärke vertrieben.

Hinweis: Der Pflanzen Parmesan schmilzt nicht wie normaler Parmesan bei Hitze. Einen schmelzenden Käseersatz findest du auf der nächsten Seite.

VÄSE

ZUTATEN:

- 360 g Kokosmilch aus der Dose (Vollfett Variante)
- 30 g Hefeflocken
- 2 EL Agar Agar Pulver
- 1 TL Salz
- 1 TL Zwiebelpulver
- 1 TL Knoblauchpulver
- 1/4 TL geräuchertes Paprikapulver
- 1/2 TL Kurkuma
- 80 g Sauerkraut-Saft (Zimmertemperatur)
- 1½ EL Maisstärke

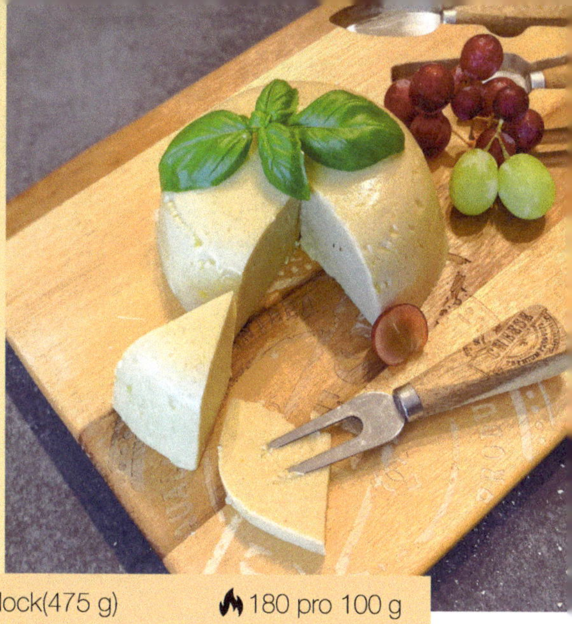

20 Min. | 5 Std. | 1 Väse-Block(475 g) | 180 pro 100 g

1. Eine kleine Schüssel mit Öl auspinseln und beiseite stellen.
2. Kokosmilch aus der Dose, Hefeflocken, Agar Agar, Salz, Zwiebelpulver, Knoblauchpulver, Paprikapulver und Kurkuma in einen Topf geben und mit einem Schneebesen glatt rühren.
3. Die Mischung bei mittlerer Hitze unter häufigem Rühren zum köcheln bringen. Sobald die Mischung die ersten Blasen wirft, die Hitze reduzieren und für 5 Minuten unter gelegentlichem Rühren weiter köcheln lassen.
4. Sauerkraut-Saft mit Maisstärke klümpchenfrei verrühren. Anschließend zu der Masse in den Topf geben und unter ständigem Rühren für eine Minute weiter köcheln lassen.
5. Die Creme anschließend zügig in die vorbereitete Schale umfüllen und mit einem Spatel glatt streichen. Bei Raumtemperatur für ca. 30 Minuten abkühlen lassen. Anschließend für mindestens 4 Stunden (oder über Nacht) in den Kühlschrank stellen und fest werden lassen.
6. Die Schüssel mit dem festen Väse auf ein Brett stürzen und nach Bedarf weiter verwenden (z.B. als Scheiben-Väse auf Brot und Burger oder gerieben als Pizzabelag). Im Kühlschrank hält sich der Väse ca. 5 Tage. Bei Hitze schmilzt der Väse ähnlich wie normaler Käse.

Info: Der Sauerkraut-Saft im Rezept sorgt für die richtige Geschmacksnote. Du kannst dafür z.B. den Saft nehmen, in welchem Sauerkraut in der Dose oder im Glas schwimmt. In Bio-Läden und Drogerien findest du aber auch Sauerkraut-Saft in kleinen Tetrapacks. Infos zu Agar Agar findest du auf S. 22

Tipp: Friere einen Teil des Väse-Blocks ein, um ihn länger haltbar zu machen und um ihn reiben zu können.

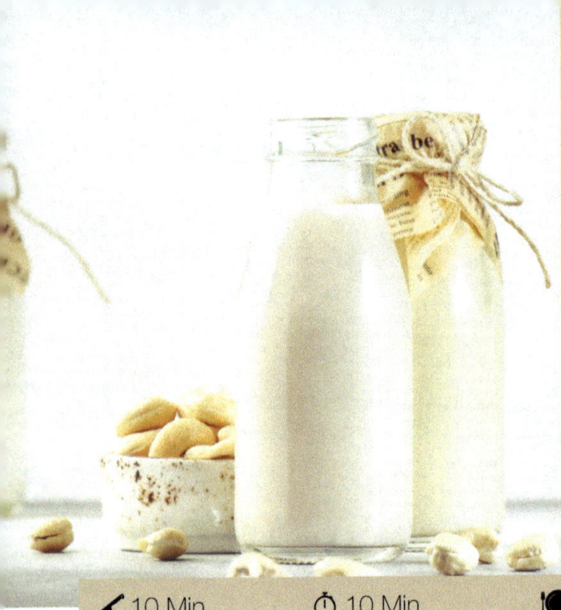

CASHEW-SAHNE

ZUTATEN:

- 100 g Cashew Kerne
- 250 g Wasser
- 1 EL Sonnenblumen Öl

KÜCHENUTENSILIEN:

- Standmixer
- evtl. Eiswürfel-Behälter

10 Min. | 10 Min. | 1 Glas (350 g) | 210 pro 100 g

1. Cashewkerne abwiegen und in einen Standmixer geben. Auf höchster Stufe fein mahlen, bis eine mehlähnliche Konsistenz entsteht.
2. Wasser und Sonnenblumenöl in den Mix-Behälter hinzugeben und für 3 Minuten auf höchster Stufe weiter pürieren.
3. Die fertige Cashew-Sahne in einen Eiswürfel-Behälter füllen und einfrieren. Die einzelnen Cubes bei Bedarf auftauen und weiterverwenden. Wenn die Cashew-Sahne sofort benötigt wird oder innerhalb von 2-3 Tagen aufgebraucht wird kann sie auch in einem Schraubglas im Kühlschrank aufbewahrt werden.

Hinweis: Dieses Rezept kann als pflanzenbasierter Ersatz für Sahne verwendet werden und bei Bedarf 1:1 ausgetauscht werden. Die Cashewkerne geben durch ihren hohen Fettanteil nicht nur einen leckeren Geschmack beim Kochen, sondern sind auch eine wertvolle Quelle für die Nahrungsaufnahme von gesunden Fetten.

SALATDRESSINGS...

Öl & Essig sind das klassische Salatdressing. Dabei hat Öl für die hohe Kalorienzahl kaum noch Nährstoffe zu bieten. Das heisst nicht, dass Öl ungesund ist, nur dass es bessere Alternativen gibt. Eine ganze Olive bietet dem Körper nicht nur mehr Nährstoffe, als Olivenöl, sondern kann auch besser verwertet werden. Ähnlich wie bei Mandelöl, die ganze Mandel hat einfach mehr zu bieten.
Deswegen muss Öl und Butter nicht für immer aus der Küche verbannt werden, aber es ist trotzdem interessant die Alternativen zu kennen, denn gesunde Fette sind für einen gut funktionierenden Stoffwechsel wichtig. Fett macht nicht Fett. Das richtige Fett wie z.B. aus Avocados, Walnüssen, Sesamsamen, usw. kann sogar bei einer Gewichtsreduktion helfen.
Öl und Butter lassen sich oft durch vollwertige pflanzliche Lebensmittel ersetzen oder zumindest reduzieren. Manchmal ist das Fett jedoch ein wichtiger Geschmacksträger und der Genuss beim Essen sollte nie zu kurz kommen. Die folgende Liste gibt dir einen Überblick welche Zutaten für Salatdressings besonders gut verwendet werden können.

- **Mandelmus:** Dieses besteht zu 100 % aus pürierten ganzen Mandeln und ist je nach Qualität frei von Zusatzstoffen. Das Öl in Salatdressings kann ca. 1:1 durch Mandelmus getauscht werden. Eventuell ein Schluck Wasser mit hinzugeben, falls das Dressing zu fest ist. Auch das Mus hat viele Kalorien, ist aber gleichzeitig sehr nährstoffreich. Natürlich kann auch jedes andere Nussmus wie Cashewmus, Haselnussmus, usw. verwendet werden. Ganz nach Geschmacks-Vorlieben.

- **Tahin:** Ist eine Paste aus pürierten Sesamsamen und vom Prinzip her das gleiche wie Nussmus - eine vollwertige Fettquelle mit einzigartigem Geschmack.

- **Zitronen | Limettensaft:** Ist nicht nur geschmacklich für etwas Säure lecker, sondern hilft auch durch das enthaltene Vitamin C das pflanzliche Eisen aus grünem Blattgemüse im Körper effektiver zu verwerten. - Tipp: Gib für zusätzliche Nährstoffe und Geschmack auch etwas Schalenabrieb mit ins Dressing.

- **Dattelpaste:** Wer süße Dressings liebt kann Dattelpaste statt Honig und Zucker nutzen. z.B. für ein Dattel-Senf Dressing.

- **Kräuter & Gewürze:** Frische und getrocknete Kräuter, sowie Gewürze bringen nicht nur Geschmacksvielfalt, sondern können auch mit reichlich Nährstoffen den Salat noch gesünder machen. (z.B.: Petersilie, Basilikum, Thymian, Rosmarin, Oregano, … | Kurkuma, Pfeffer, Paprikapulver, Knoblauch, Cumin, …)

- **Essig:** Sorgt nicht nur für den klassischen Geschmack, sondern wirkt auch antibakteriell und wundheilend. Tipp - auch hier können verschiedene Varianten wie z.B. Apfelessig, für unterschiedliche Geschmäcker sorgen. Probiere z.B. mal einen Himbeer-Essig aus.

- **Balsamico:** Hier handelt es sich um eine Unterkategorie von Essig. Auch hier gibt es viele verschiedene Sorten wie z.B. hell, dunkel, cremig oder fruchtig.

- **Pflanzenbasierter Joghurt:** z.B. auf Mandel-, Soja-, oder Kokos-Basis.

- **REZEPT-IDEE:** 1 EL Tahin + 3 EL Himbeer-Essig + 1 EL Zitronensaft + 1 EL Dattelsirup

EVERY DAY A SALAD

Salatrezepte für jede Gelegenheit...

[...mehr Gemüse essen kann so einfach sein! Ob als Beilage, als Hauptmahlzeit oder zum Mitnehmen, mit den leckeren Salatrezepten, kannst du dir und deinem Körper jederzeit eine Freude machen.]

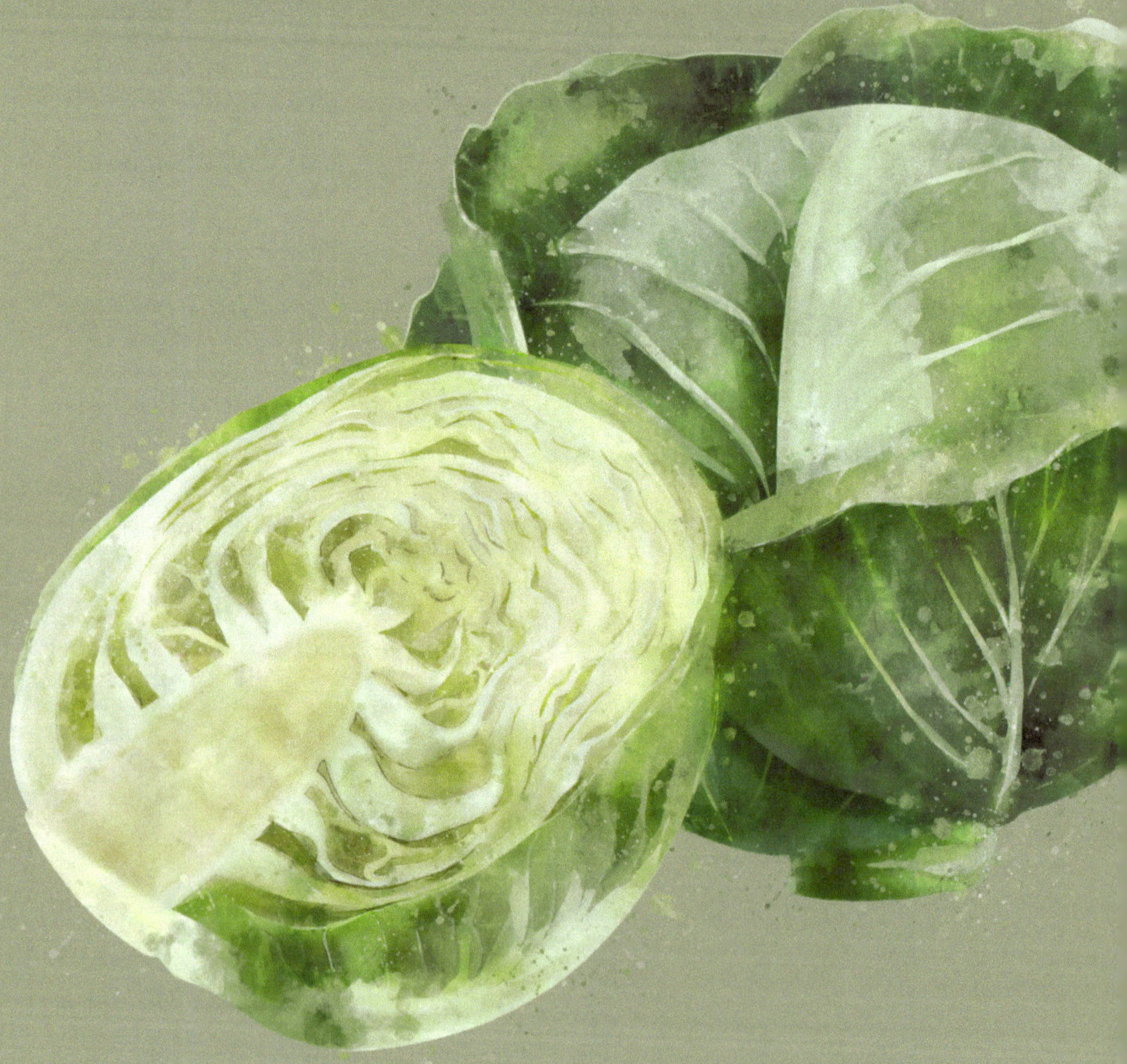

TASTY GARDEN SALAD

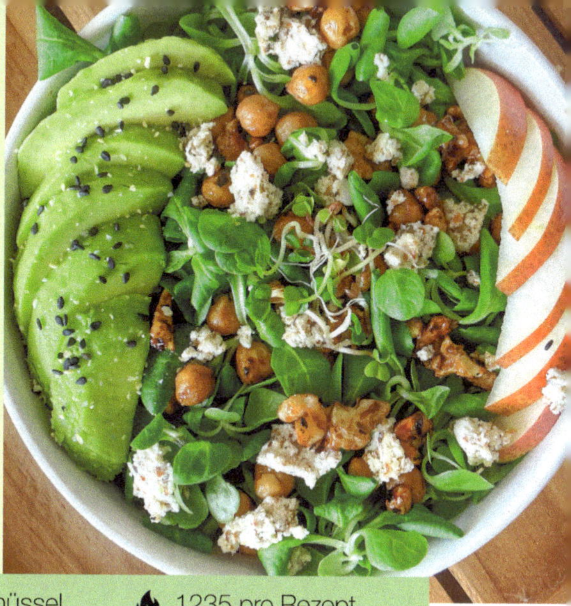

ZUTATEN:

- 100 g Feldsalat
- 1 Birne
- 50 g Mandelfeta *(Rezept S. 108)*
- 1 Avocado
- 30 g Walnüsse
- 100 g Kichererbsen
- 1 EL Dattelsirup

DRESSING: 2 EL Frucht-Balsamico, 1 EL Apfelessig, 1 EL Zitronensaft, 1/2 EL Tahin-Paste, 1 EL Wasser, 1 EL Marmelade, Salz & Pfeffer

20 Min. | 1 große Salatschüssel | 1235 pro Rezept

Feldsalat mit kandierten Kichererbsen & Walnüssen, Birnenstreifen, Avocado und Mandelfeta

1. Feldsalat in eine große Salatschüssel geben.
2. Birne und Avocado in Streifen schneiden und zum Feldsalat geben.
3. Walnüsse mit dem Messer grob zerhacken. Eine Pfanne ohne Öl erhitzen. Kichererbsen und die gehackten Walnüsse auf höchster Stufe kurz darin goldbraun braten. 1 EL Dattelsirup hinzufügen und für ca. 30 Sekunden miteinander vermischen. Die kandierten Kichererbsen-Nuss Mischung ebenfalls in die Salatschüssel geben.
4. Mandelfeta zerbröseln und den Salat damit garnieren.
5. Alle Dressing Zutaten in einem kleinen Glas mit einer Gabel vermengen und über den Salat geben.

Alternative: Tausche den selbstgemachten pflanzlichen Mandelfeta 1:1 durch normalen Feta oder Hirtenkäse aus.

Alternative: Zusätzlich/ statt Kichererbsen kannst du 80 g Bacon-Würfel verwenden. Diese kannst du mit den Walnüssen anbraten und kandieren.

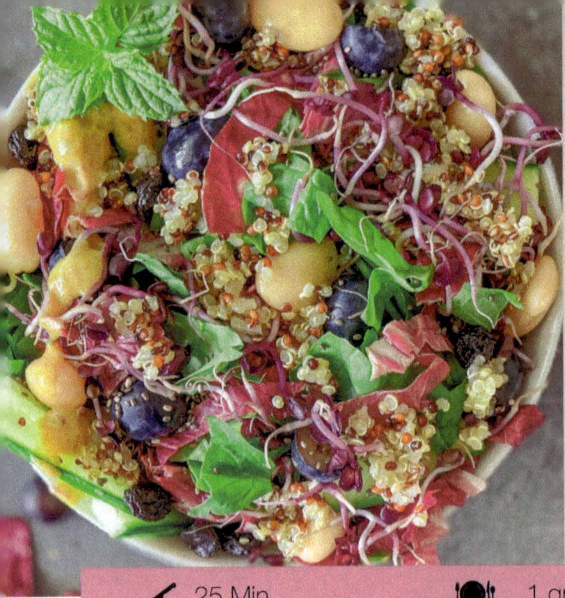

PURPLE SPRINKLES SALAD

ZUTATEN:

- 100 g Babyspinat
- 50 g Raddico
- 90 g Heidelbeeren
- 25 g getrocknete Beeren (z.B. Cranberries)
- 150 g Weiße Bohnen
- 1/2 Salatgurke
- 90 g Bunter Quinoa
- 1 EL Sesamsamen
- 40 g Rettich Sprossen

DRESSING: 1 EL Tahin, 3 EL Himbeer-Essig, 1 EL Beeren Marmelade, 2 EL Wasser, Salz & Pfeffer

25 Min. | 1 große Salatschüssel | 855 pro Rezept

Quinoa & Babyspinat mit Bohnen, Raddico, Gurke, Beeren und Micro Greens

1. Quinoa nach Packungsanleitung kochen. Den fertig gekochten Quinoa in einem Sieb abkühlen lassen.
2. Babyspinat und Raddico in Streifen schneiden, Gurke würfeln und mit abgetropften Bohnen, Heidelbeeren, getrockneten Beeren und dem abgekühlten Quinoa in eine große Salatschüssel geben.
3. Mit Sesamsamen und Rettich-Sprossen garnieren.
4. Alle Dressing Zutaten in einem kleinen Glas mit einer Gabel vermengen und über den Salat geben.

Tipp: Rettich Sprossen und andere Micro Greens wie z.B. Brokkoli Sprossen oder Radieschen Sprossen lassen sich mit wenig Geld und Aufwand ganz einfach selbst Zuhause ziehen. Z.B. mit einem „Sprossen Turm“ oder einem „Sprossen Glas“. Alternativ gibt es diverse Micro Greens bereits fertig im Supermarkt im Kühlregal zu kaufen.

Gewürz-Tipp: Bestreue deinen Salat zusätzlich mit etwas frischer Minze.

VIOLETTE PEBBLE SALAD

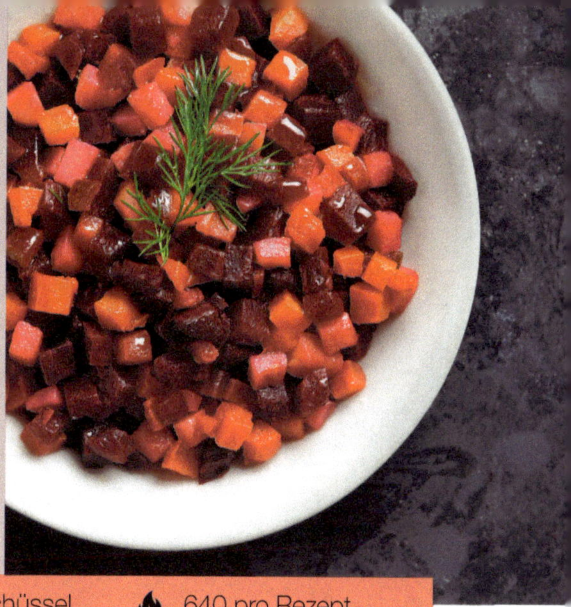

ZUTATEN:

- 300 g Rote Beete (roh)
- 1 Apfel
- 40 g Walnüsse
- 1 EL Dattelsirup

DRESSING: 2 EL Frucht-Balsamico, 1 EL Apfelessig, 1 TL Mandelmus, Salz & Pfeffer

15 Min. | 1 große Salatschüssel | 640 pro Rezept

Rote Beete-Apfel Salat mit kandierten Walnüssen

1. Rote Beete schälen und mit dem Apfel fein würfeln. Zutaten in eine große Salatschüssel geben.
2. Alle Dressing Zutaten in einem kleinen Glas mit einer Gabel vermengen und über den Salat geben und gründlich vermischen.
3. Die Walnüsse grob mit einem Messer hacken und in eine Pfanne geben. Ohne die Zugabe von Fett für ca. 2 Minuten rösten. Anschließend den Dattelsirup hinzugeben und für ca. 30 Sekunden karamellisieren.
4. Karamellisierte Walnüsse über den Salat streuen und servieren. Optional mit etwas frischem Dill oder Minze garnieren.

Tipp: Mische vor dem Servieren zusätzliche 100 g Feldsalat dazu, um die Salatmenge zu erhöhen.

Aufbewahrungs-Tipp: Salatreste können gut in einem Schraubglas im Kühlschrank aufbewahrt werden und am nächsten Tag z.B. unterwegs verzehrt werden.

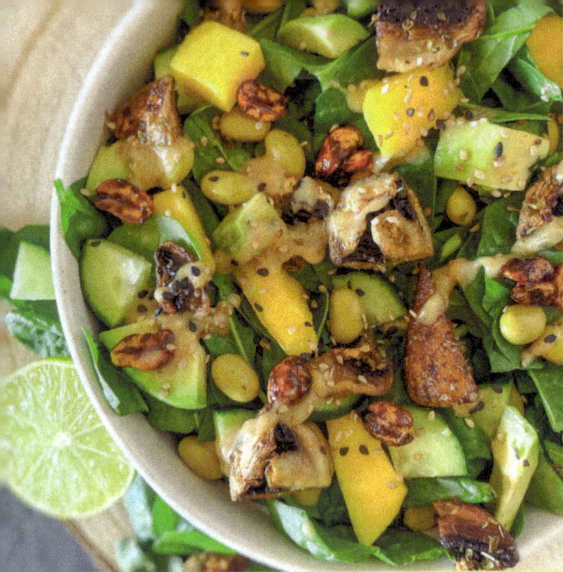

THE FANCY ONE

ZUTATEN:

- 150 g Babyspinat
- 80 g Mango frisch oder TK
- 70 g Edamame
- 300 g Pilze
- 1 TL Oregano
- 1 EL Öl
- 1/2 Salatgurke
- 1 Avocado
- 40 g Erdnüsse
- 1 EL Dattelsirup

DRESSING: 2 EL Limettensaft, 3/4 EL Tahin, 1 Passionsfrucht, 2 EL helles Balsamico, 1 EL Marmelade, Priese Pfeffer

30 Min. | 1 große Salatschüssel | 1240 pro Rezept

Babyspinat mit Mango, Edamame, geschmorten Pilzen, Gurke, Avocado & kandierten Erdnüssen

1. Backofen auf 200 Grad vorheizen, ein Backblech mit Dauerbackfolie auslegen und dünn mit Öl bepinseln.
2. In eine kleine ofenfeste Schüssel Erdnüsse einwiegen und diese mit dem Dattelsirup vermengen. Die Schale auf das vorbereitete Backblech stellen
3. Pilze vierteln. In einer großen Schüssel Öl und Oregano verrühren. Die Pilze in die Schale geben und alles miteinander vermengen. Die marinierten Pilze auf das vorbereitete Backblech neben die Erdnussschale stellen. Für 20 Minuten im Ofen backen. In der Zwischenzeit mit dem Rezept fortfahren.
4. Babyspinat in Streifen schneiden und in eine Salatschüssel geben.
5. Alle Dressing Zutaten in einem kleinen Glas mit einer Gabel vermengen und mit dem Babyspinat vermengen.
6. Avocado, Mango und Gurke würfeln und gemeinsam mit den abgetropften Edamame Bohnen in die Salatschüssel hinzugeben.
7. Die fertig gerösteten Pilze und Erdnüsse auf dem Salat verteilen.

Alternative: Tausche die Edamame z.B. durch Kidneybohnen aus. Edamame sind Sojabohnen und sehen von der Optik ähnlich aus wie weiße Bohnen nur, dass diese eine grüne Farbe haben. Im Supermarkt sind sie meistens in Konserven erhältlich.

Alternative: Statt Edamame oder anderen Bohnen kannst du den Salat auch mit 120 g Hähnchenfilet toppen. Dafür das Hähnchen würfeln und gemeinsam mit den Pilzen würzen und im Ofen gar backen. Alternativ passen auch Garnelen gut zum Salat

CUBES SALAD

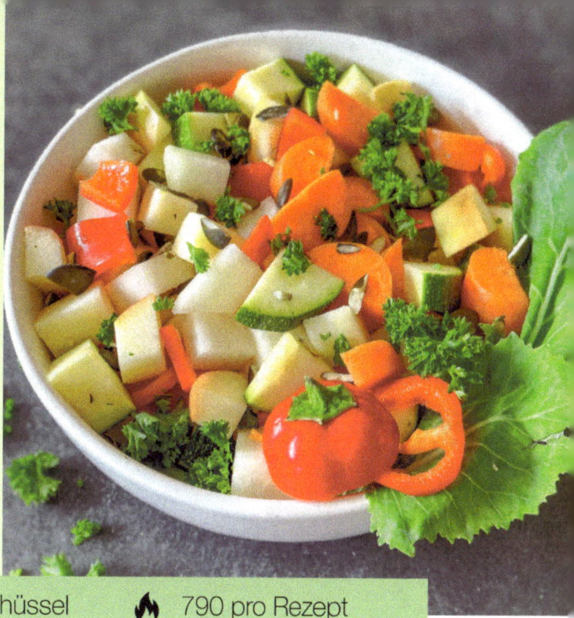

ZUTATEN:

- 3 Karotten
- 1 Knolle Kohlrabi
- 1 Zucchini
- 1 Apfel
- 1 Paprika rot
- 30 g Kürbiskerne
- 1/2 Bund frische Petersilie

DRESSING: 3 EL pflanzlicher Joghurt, 1/2 EL Mandelmus, 2 EL Zitronensaft, 1 EL Apfelessig, Salz & Pfeffer,1 TL Kurkuma

15 Min. | 1 große Salatschüssel | 790 pro Rezept

Gewürfelter Gemüse Mix aus Karotte, Zucchini, Apfel, Kohlrabi, Paprika & Kürbiskernen

1. Karotten, Kohlrabi, Zucchini, Apfel und Paprika in Würfel schneiden. Alles in eine Salatschüssel geben.
2. 1/2 Bund frische Petersilie mit dem Messer klein hacken und mit den Kürbiskernen zum Salat hinzugeben. Alles miteinander vermengen.
3. Alle Dressing Zutaten in einem kleinen Glas mit einer Gabel vermengen und über den Salat geben.

Tipp: Schäle nur den Kohlrabi und verzehre alle anderen Zutaten samt ihrer Schale, so nimmst du wirklich alle Nährstoffe des Gemüses zu dir.

Alternative: Der pflanzliche Joghurt kann durch normalen Joghurt, Skyr oder Schmand 1:1 ausgetauscht werden. Auch mit dem pflanzlichen Joghurt kann experimentiert werden. Probiere verschiedene Alternativen wie z.B. Kokos, Soja oder Mandel aus und erhalte verschiedene Geschmackserlebnisse.

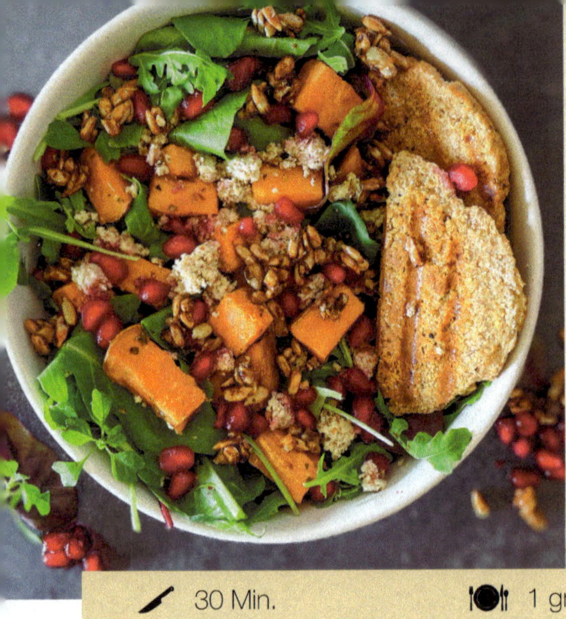

RED RUBY SALAD

ZUTATEN:

- 100 g Salatmix
- 1 Süßkartoffel
- 1 TL Oregano
- 1 TL Paprikapulver
- 1 Knolle Rote Beete (roh)
- 60 g Granatapfelkerne
- 70 g Mandelfeta *(Rezept S. 108)*
- 20 g Sonnenblumenkerne
- 1 EL Dattelsirup

DRESSING: 1 EL Erdnussbutter, 2 EL gehackte Petersilie, 4 EL Sojasoße, 2 EL Limettensaft, 1 EL Wasser, Salz & Pfeffer

30 Min. | 1 große Salatschüssel | 950 pro Rezept

Gebackene Süßkartoffel auf Salatmix mit Granatapfel, kandierten Sonnenblumenkernen & Rote Beete

1. Backofen auf 200 Grad Umluft vorheizen. Ein Backblech mit Dauerbackfolie belegen.
2. Süßkartoffel waschen (nicht schälen) und in Würfel schneiden. In einer großen Schale 50 ml Wasser mit Oregano und Paprikapulver vermischen. Die gewürfelte Süßkartoffel dazugeben und alles miteinander vermengen. Die marinierte Süßkartoffel auf das vorbereitete Backblech geben und für ca. 25 Minuten im Ofen gar backen. Zwischendurch wenden. In der Zwischenzeit mit dem Rezept fortfahren.
3. Salatmix und Granatapfelkerne in eine Salatschüssel geben. Eine Knolle Rote Beete schälen und reiben, Mandelfeta zerbröseln. Alle Zutaten zum Salat hinzugeben.
4. Eine Pfanne ohne Öl erhitzen und die Sonnenblumenkerne darin für ca. 2 Minuten rösten. Dattelsirup hinzufügen und für ca. 30 Sekunden miteinander vermengen. Die kandierten Sonnenblumenkerne gemeinsam mit den gebackenen Süßkartoffel-Würfeln in die Salatschüssel geben.
5. Alle Dressing Zutaten in einem kleinen Glas mit einer Gabel vermengen und über den Salat geben. Optional mit gerösteten Brotscheiben servieren.

Alternative: Tausche den selbstgemachten pflanzlichen Mandelfeta 1:1 durch normalen Feta oder Hirtenkäse aus.

SWEET SWIRL

Süße Bowls…

[…voller Elan in den Tag starten? Mit diesen leckeren Frühstücksideen bekommst du gleich am Morgen einen Energiekick!]

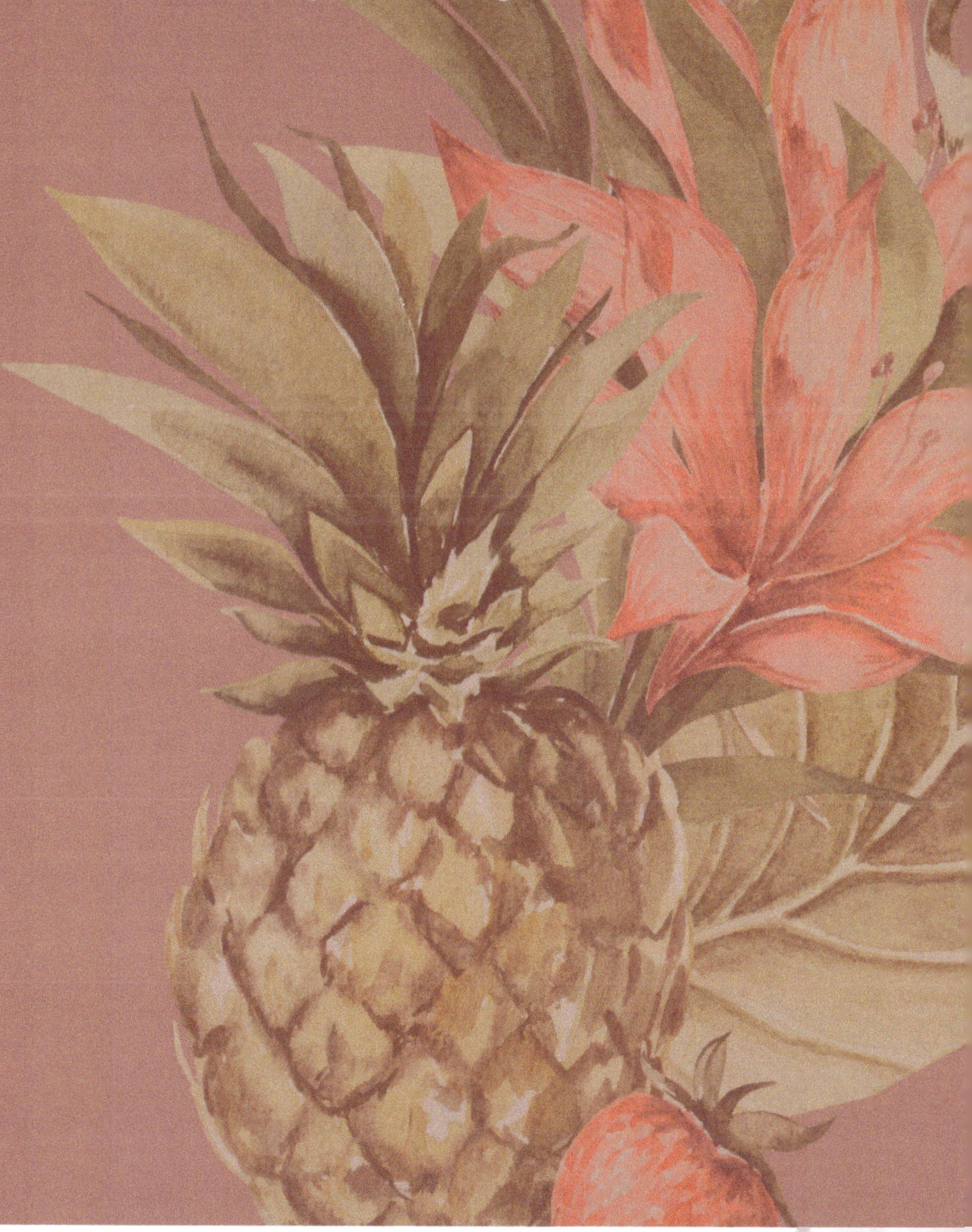

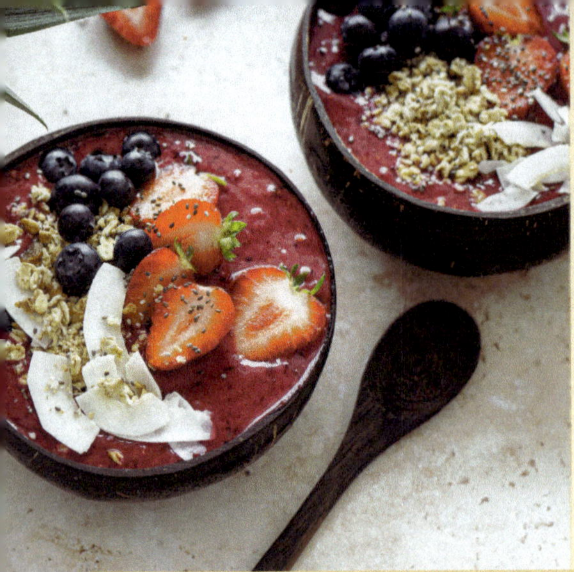

BERRY BOWL

BASIS:

- 1 Gefrorene Banane
- 240 g Heidelbeeren TK
- 300 g Erdbeeren TK
- 500 ml Pflanzendrink auf Kokos-Basis
- 2 EL Leinsamen (geschrotet)
- 1/2 TL Kardamon

TOPPING: 50g frische Erdbeeren , 50 g frische Heidelbeeren, 40 g Kokoschips, 80 g Granola (selbstgemacht S. 42)

10 Min. | 4 Bowls | 325 pro Bowl

Frozen Berry Creme mit Granola, frischen Beeren & Kokos

1. Alle Basis Zutaten in einen Standmixer geben und für ca. 2 Minuten auf höchster Stufe zu einer glatten Creme pürieren. Die Creme auf 4 Bowls verteilen.
2. Das Topping auf die 4 Bowls aufteilen und sofort servieren.

Tipp-Banane richtig einfrieren: Banane schälen und in 4 Stücke schneiden, in einen Gefrierbeutel geben und über Nacht einfrieren. Am besten gleich mehrere Bananen auf diese Weise als Vorrat einfrieren.

Alternative: Der Pflanzendrink kann durch normale Milch, Buttermilch oder auch mit Saft 1:1 ausgetauscht werden. Auch mit dem Pflanzendrink kann experimentiert werden. Probiere verschiedene Alternativen wie z.B. Kokos, Hafer, Soja oder Mandel aus und erhalte verschiedene Geschmackserlebnisse.

Alternative: Statt dem Granola können alternativ auch kernige Haferflocken oder zerbröseltes Knäckebrot verwendet werden. Das frische Obst als Topping kann nach Belieben und Saison variiert werden.

FOREST BOWL

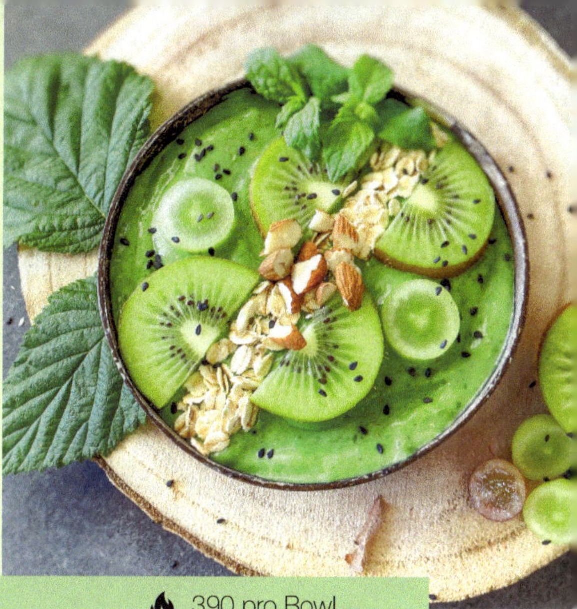

BASIS:

- 1 Gefrorene Banane
- 150 g Mango TK
- 150 g Ananas TK
- 1/2 Avocado
- 3 TL Matcha Pulver
- 1/2 TL Spirulina Pulver grün (optional)
- 2 EL Leinsamen (geschrotet)
- 90 g Babyspinat
- 150 g Pflanzendrink
- 250 g Pflanzenjoghurt

TOPPING: 2 Kiwis, 90 g Trauben, 30 g Mandeln, 50 g Haferflocken, 4 TL Sesamsamen, Minze

10 Min. | 4 Bowls | 390 pro Bowl

Frozen Matcha Creme mit Haferflocken, Kiwi, Trauben, Mandeln, Sesam & Minze

1. Alle Basis Zutaten in einen Standmixer geben und für ca. 2 Minuten auf höchster Stufe zu einer glatten Creme pürieren. Die Creme auf 4 Bowls verteilen.
2. Das Topping auf die 4 Bowls aufteilen und sofort servieren.

Info: Matcha bedeutet übersetzt „gemahlener Tee" und ist ein zu feinstem vermahlener Grüner Tee. Matcha kann die Konzentration, Wachsamkeit und Stimmung verbessern und gleichzeitig für Entspannung sorgen und Stress reduzieren. Zudem kann Matcha den Stoffwechsel und die Fettverbrennung ankurbeln und so beim Abnehmen helfen. Da bei Matcha-Pulver das ganze Blatt verzehrt wird und nicht nur wie bei grünem Tee die Wirkstoffe der Blätter ins Wasser übergehen, werden so deutlich mehr Nährstoffe im Körper aufgenommen.

Info: Spirulina Pulver besteht aus fein zermahlenen Algen und ist in den Farben grün und blau im Handel erhältlich. Spirulina ist eines der eiweißreichsten Lebensmittel in der Pflanzenwelt und enthält neben einer Vielzahl an Vitaminen und Antioxidanzien auch sekundäre Pflanzeninhaltsstoffe wie Chlorophyll. Die Alge kann den Blutdruck und Cholesterinspiegel senken. Spirulina und Matcha Pulver kannst du online bestellen. Beides findest du auch in Bio-Läden und teilweise in gut sortierten Supermärkten.

Alternative: Pflanzendrink und pflanzlichen Joghurt kann durch Milch und Joghurt, Quark oder Skyr ausgetauscht werden.

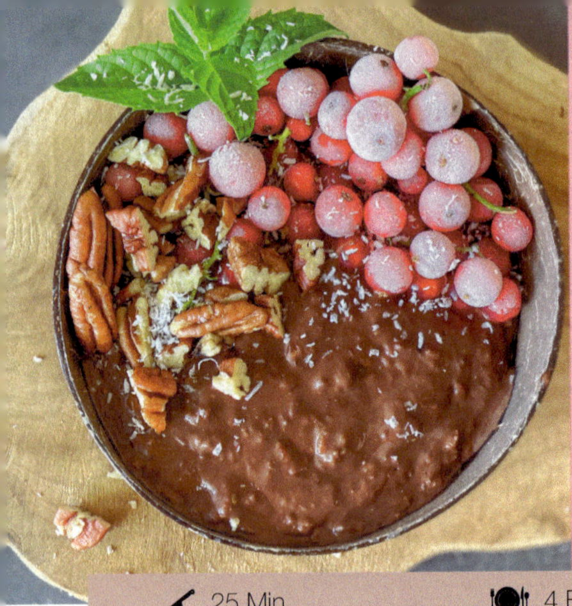

CHOCOLATE LOVER

BASIS:

- 600 ml Pflanzendrink
- 100 g Haferflocken zart
- 2 EL Leinsamen (geschrotet)
- 2 EL Back Kakao
- 30 g Dattelsirup
- Optional: 1 TL Zimt | 1/2 TL Kardamon

TOPPING: 200 g Johannisbeeren, 30 g Kokosflocken, 50 g Pekannuss, Minze

25 Min. | 4 Bowls | 350 pro Bowl

Schokoladen Porridge mit Beeren, Pekannuss, Kokos & Minze

1. Pflanzendrink, Haferflocken, Leinsamen, Back Kakao und Dattelpaste in einen Kochtopf geben. Den Topf auf höchster Stufe erhitzen und unter ständigem Rühren für 1 Minute zum Kochen bringen. Hitze reduzieren und auf mittlerer Stufe für 10-15 Minuten unter gelegentlichem Umrühren köcheln lassen. Den Schoko Porridge auf 4 Bowls verteilen.
2. Pekannüsse grob mit dem Messer hacken und mit Kokosflocken und Johannisbeeren auf den Bowls verteilen.

<u>Alternative</u>: Der Pflanzendrink kann durch normale Milch ausgetauscht werden. Auch mit dem Pflanzendrink kann experimentiert werden. Probiere verschiedene Alternativen wie z.B. Kokos, Hafer, Soja oder Mandel aus und erhalte verschiedene Geschmackserlebnisse.

<u>Alternative</u>: Obst-Topping nach Belieben und Saison variieren. Statt Pekannuss passen auch Haselnüsse und Paranüsse sehr gut zu der Bowl. Alternativ kann auch eine Nussmischung zusammengestellt werden, so dass von allem etwas dabei ist.

<u>Gewürz-Tipp</u>: Mische zur Weihnachtszeit 1 TL Lebkuchengewürz mit in den Porridge

SKYFIRE BOWL

BASIS:

- 1 Süßkartoffel
- 180 g Pflanzendrink
- 80 g Pflanzenjoghurt
- 1/2 Banane
- 1 EL Dattelsirup
- 1 EL Leinsamen (geschrotet)
- 1 TL Zimt

TOPPING: 80 g Granola, 50 g Heidelbeere, 8 Physalisfrüchte, 20 g Kokosflocken, 25 g Kürbiskerne

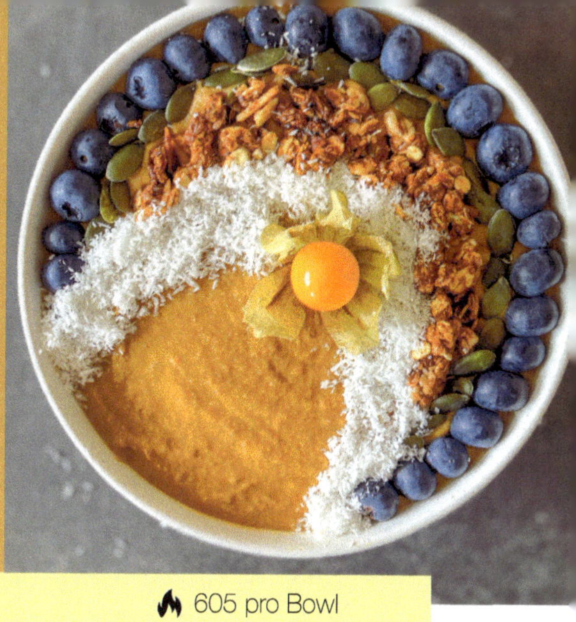

25 Min. | 2 Bowls | 605 pro Bowl

Süßkartoffel Creme mit Granola, Beeren, Kokos & Kürbiskernen

1. Süßkartoffel waschen (nicht schälen), die beiden Enden abschneiden und mehrmals mit einer Gabel einstechen. Die Süßkartoffel auf ein Backblech mit Dauerbackfolie legen und im Ofen bei 200 Grad für ca. 60 Minuten gar werden lassen. Anschließend Süßkartoffel halbieren und für weitere 15 Minuten backen.
2. Die gebackene Süßkartoffel, Pflanzendrink, Joghurt, Banane, Dattelpaste, Leinsamen und Zimt in einen Standmixer geben und auf höchster Stufe für 2 Minuten glatt pürieren. Die Süßkartoffel-Creme auf 2 Bowls verteilen.
3. Die Topping Zutaten auf die Bowls aufteilen und servieren.

Koch-Tipp: Die Süßkartoffel schon am Vortag backen.

Alternatives Topping: Auf die Bowl passen z.B. auch Apfel, Birne, Granatapfel und Mandelblätter.

Alternative: Pflanzendrink und pflanzlicher Joghurt kann durch Milch und Joghurt, Quark oder Skyr ausgetauscht werden.

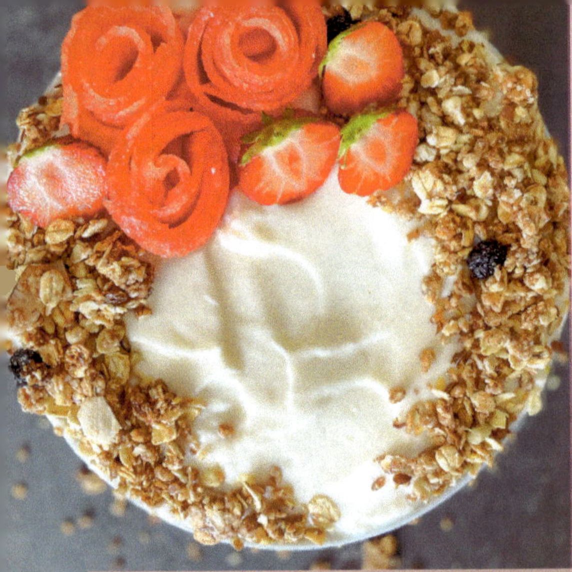

GRANOLA BOWL

GRANOLA:

- 220 g Haferflocken (kernig)
- 40 g Cashewkerne
- 50 g Kokos-Chips
- 30 g Sonnenblumenkerne
- 20 g Leinsamen
- 100 g Dattelsirup
- 40 g Mandelmus
- 60 g getrocknete Beeren

BASIS: 400 g (pflanzlicher) Joghurt nach Wahl

25 Min. | 2 Bowls + 1 Vorratsglas | 335 pro Bowl

Warmes Granola aus knusprigen Haferflocken mit Kokos, Beeren, Sonnenblumenkernen & Leinsamen

1. Ofen auf 180 Grad Umluft vorheizen und ein Backblech mit Dauerbackfolie belegen.
2. Cashewkerne mit einem Messer grob hacken.
3. In eine große Schüssel Haferflocken, Dattelsirup, Kokoschips, Sonnenblumenkerne, Mandelmus und Leinsamen einwiegen.
4. Die kleingehackten Cashewkerne dazugeben und mit einem Handmixer auf niedrigster Stufe alles für 2 Minuten miteinander vermengen, bis die trockenen Zutaten gleichmäßig von dem Dattelsirup und Mandelmus ummengt sind.
5. Die feuchte Granola-Masse gleichmäßig und flach auf dem vorbereiteten Backblech verteilen und mit den Händen leicht andrücken. Das Granola im Ofen für 10-15 Minuten knusprig backen. In der Zwischenzeit mit dem Rezept fortfahren.
6. Getrocknete Beeren in einer kleinen Schüssel abwiegen und beiseite stellen. Ein großes Schraubglas mit heißem Wasser ausspülen und trocknen. Joghurt auf zwei Schüsseln verteilen.
7. Das fertig gebackene Granola aus dem Ofen nehmen und die getrockneten Beeren darüber verteilen. Jede Bowl mit ca. 60 g warmem Granola garnieren und servieren. Optional mit frischem Obst toppen. Das restliche Granola im vorbereiteten Schraubglas an einem dunklen Ort bis zur Verwendung aufbewahren (z.B. für Smoothie Bowls).

Gewürz-Tipp: Verfeinere dein Granola je nach Jahreszeit und Geschmack mit verschiedenen Gewürzen, wie Zitrusschalen-Abrieb, Zimt, Kardamon, Lebkuchengewürz oder Vanille.

Info: Das Granola hat auf 100 g ca. 430 kcal

YUM BOWLS

Herzhafte Bowls...

[...Bowls können auch deftig sein! Die schönen & farbenfrohen Bowls sind nicht nur optisch ein echter Eye-Catcher, sondern haben auch geschmacklich viel zu bieten. Denn durch die zahlreichen und individuellen Zusammensetzungs-Möglichkeiten ist hier für jeden etwas dabei.]

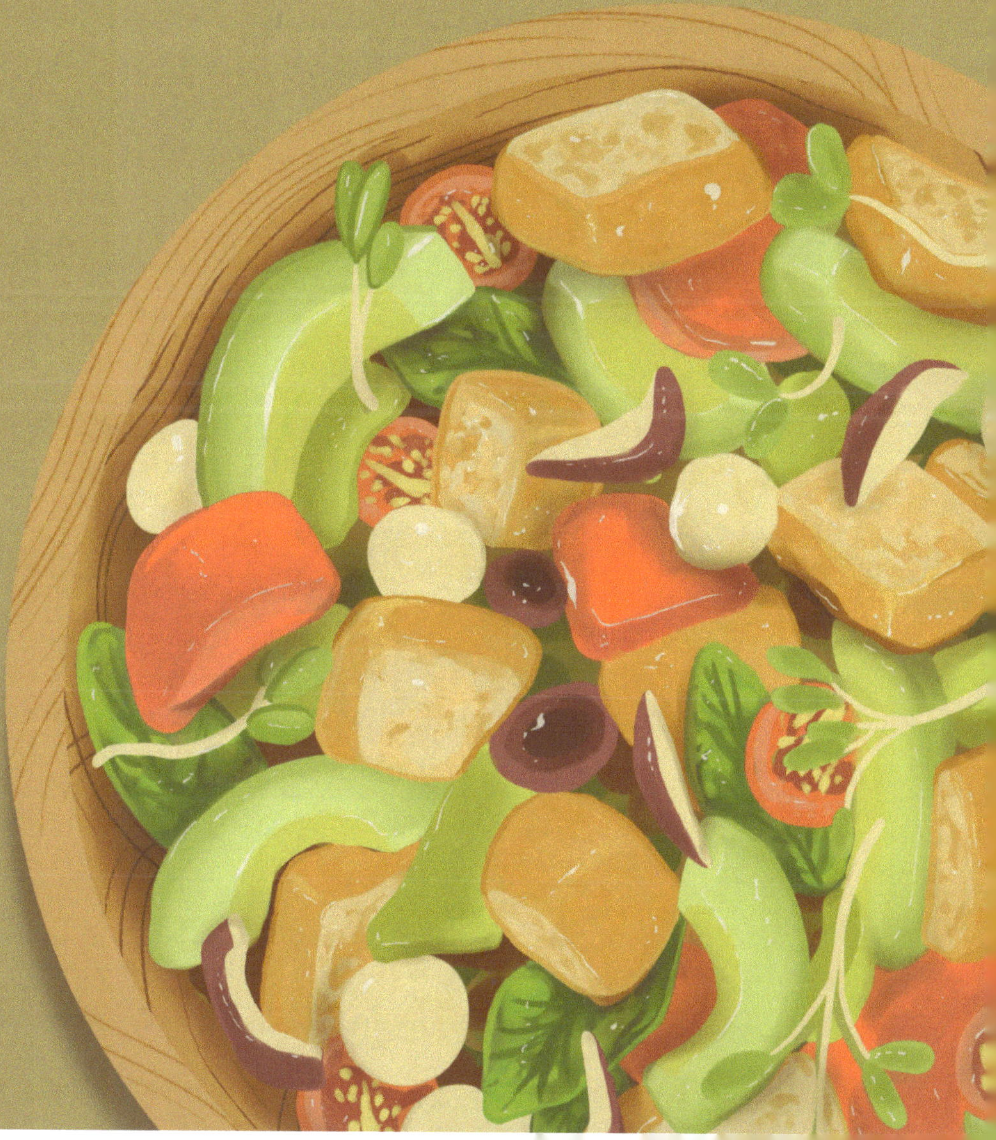

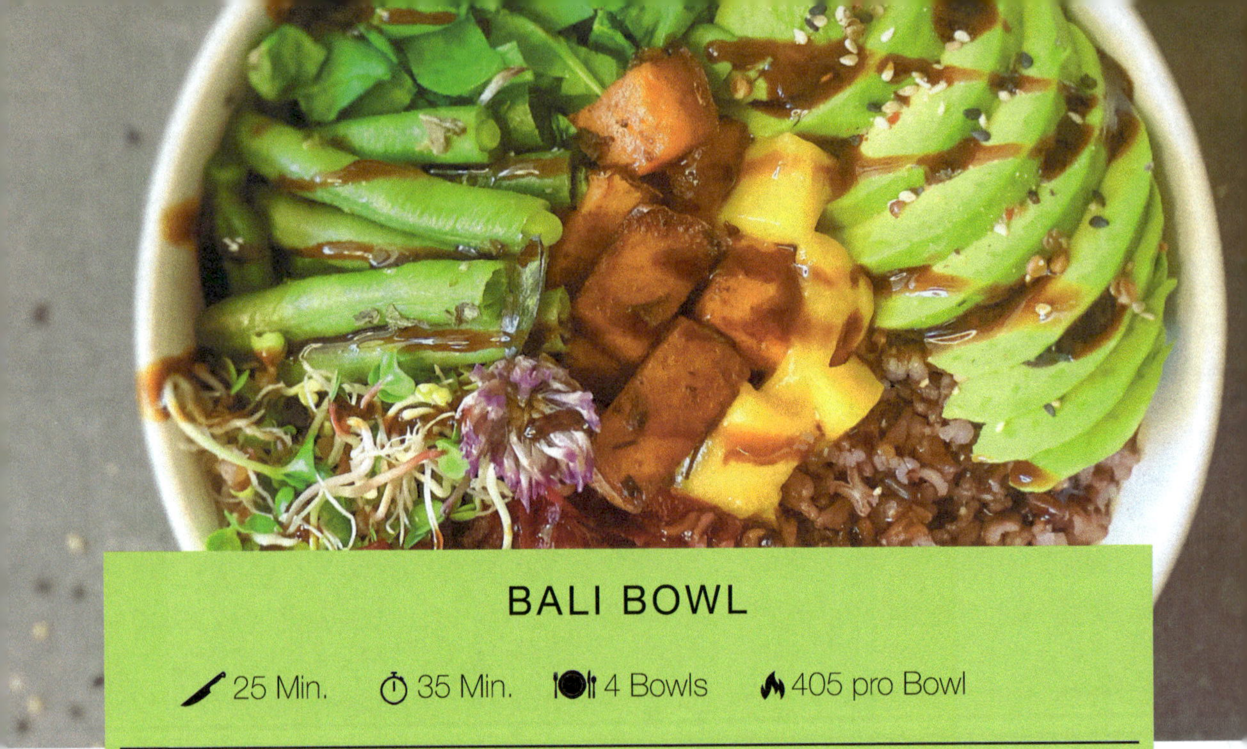

BALI BOWL

25 Min. | 35 Min. | 4 Bowls | 405 pro Bowl

Basis: Vollkornreis | Babyspinat

Topping: Mango, Avocado, Kürbis, Rote Beete, grüne Bohnen & Micro Greens

ZUTATEN:

- 180 g Vollkorn Reis oder Schwarzer Reis
- 80 g Babyspinat
- 60 g Mango (frisch oder TK)
- 1 Avocado
- 2 Knollen rote Beete (roh)
- 250 g grüne Bohnen
- 300 g Hokkaido Kürbis
- 1 Knoblauchzehe
- 1 TL Paprikapulver
- 1 TL Oregano
- 1 TL Thymian
- 1 EL Sesamsamen
- 2 Handvoll Radieschen Sprossen

DRESSING:

- 1 EL Tahin
- 1 EL Limettensaft
- 2 EL Sojasoße (indonesische Art)
- 1 EL Wasser
- Salz & Pfeffer

KÜCHENUTENSILIEN:

- Backblech
- Dauerbackfolie (Backpapier)
- Ofenfeste Schale

1. Reis nach Packungsanleitung kochen und in einem Sieb abkühlen lassen. (Tipp: kann schon am Vortag gekocht werden)

2. Backofen auf 200 Grad vorheizen und ein Backblech mit Dauerbackfolie belegen und eine zerdrückte Knoblauchzehe in die Mitte legen.

3. Grüne Bohnen halbieren. In eine ofenfeste Schale 150 ml Wasser geben und die Bohnen hineinlegen. Mit 1/2 TL Thymian würzen und auf das Backblech stellen.

4. Kürbis waschen (nicht schälen) und würfeln. In einer großen Schüssel 70 ml Wasser mit Paprikapulver und Oregano vermischen. Den gewürfelten Kürbis dazu geben und vermengen. Den marinierten Kürbis auf das vorbereitete Backblech neben die Bohnen geben und im Ofen für ca. 25 Minuten backen. Zwischendurch wenden.

5. Alle Dressing Zutaten in einem kleinen Glas mit einer Gabel vermengen und beiseite stellen.

6. Babyspinat in Streifen schneiden. Mango und Avocado würfeln. Rote Beete grob raspeln. Abgekühlten Reis, Ofengemüse und zerkleinertes Rohkost-Gemüse auf 4 Bowls aufteilen. Das Dressing darüber geben und mit Sesamsamen und frischen Sprossen bestreuen.

Alternative: Koche zusätzlich 4 Eier und toppe die Bowls damit. Gebratene Garnelen (250 g) passen geschmacklich ebenfalls hervorragend zu der Bowl. Der Kürbis kann auch gut durch Süßkartoffel ausgetauscht werden.

Info: Pigmentierter Reis, also farbiger Reis, wie schwarzer, roter oder Vollkorn (brauner/ natur) Reis enthält deutlich mehr Antioxidanzien als weißer Reis. Antioxidanzien bekämpfen freie Radikale, welche bei Stoffwechselvorgängen im Körper entstehen und unter anderem Zellstrukturen schädigen können.
Vollkorn Reis (Brauner Reis / Natur Reis) ist in gut sortierten Supermärkten zu finden, während schwarzer Reis in Deutschland etwas schwieriger zu bekommen ist. Ein Abstecher in einen Bioladen kann abhelfen. Am besten gleich einen Vorrat anlegen.

Lila Reis-Tipp: Für einen Reis, welcher nicht nur gesundheitliche Vorteile bringt, sondern auch noch ein echter Eyecatcher ist kannst du z.B. 130 g Natur Reis mit 50 g schwarzem Reis mischen. Durch das Kochen verfärbt der schwarze Reis das Wasser dunkelviolett. Diese Farbpigmente werden vom Naturreis aufgenommen.

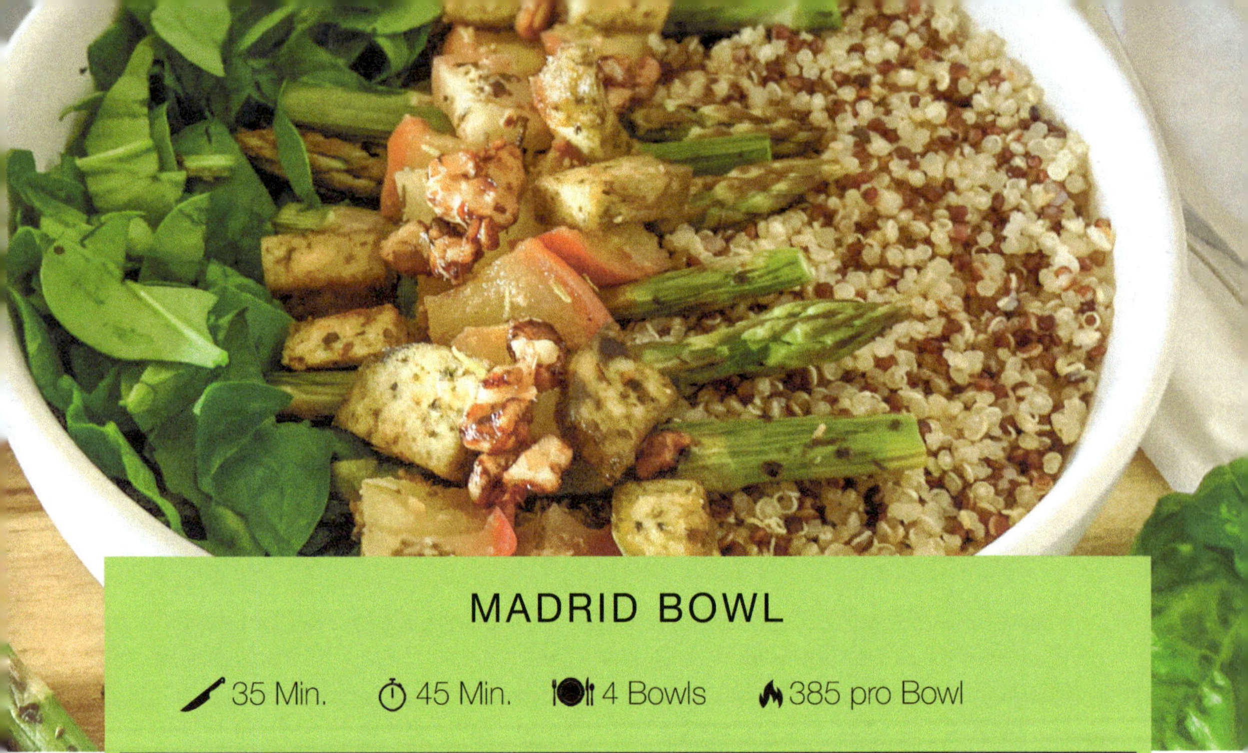

MADRID BOWL

35 Min. | 45 Min. | 4 Bowls | 385 pro Bowl

Basis: Quinoa | Babyspinat

Topping: gebackener grüner Spargel, Räuchertofu, Apfelwürfel & kandierte Walnüsse mit Ahorn-Dressing

ZUTATEN:

- 150 g Quinoa (bunt)
- 100 g Babyspinat
- 300 g grüner Spargel (Alternativ: grüne Bohnen)
- 1 TL Basilikum
- 1/2 TL Pfeffer
- 180 g Räuchertofu
- 1 Apfel
- 1 Knoblauchzehe
- 1/2 TL Thymian
- 1 TL Rosmarin
- 2 EL Dattelsirup
- 40 g Walnüsse

DRESSING:

- 4 EL Balsamico (dunkel)
- 1 EL Ahornsirup
- 1 TL Mandelmus
- 2 TL Zitronensaft
- Salz & Pfeffer

KÜCHENUTENSILIEN:

- Kochtopf
- Sieb
- Backblech
- Dauerbackfolie (Backpapier)

1. Quinoa nach Packungsanleitung kochen und in einem Sieb abkühlen lassen.

2. Backofen auf 200 Grad vorheizen, zwei Backbleche mit Dauerbackfolie belegen und dünn mit Öl bepinseln.

3. Spargel dritteln und auf einem der vorbereiteten Backbleche verteilen. Mit Basilikum und etwas Pfeffer bestreuen.

4. Räuchertofu abtropfen lassen, mit einem Küchentuch trocken tupfen und in kleine Würfel schneiden. Die Tofu-Würfel neben dem Spargel auf das Backblech geben.

5. Apfel würfeln und in eine Schüssel geben. Eine gepresste Knoblauchzehe, 1 EL Dattelsirup, Thymian und Rosmarin hinzugeben. Optional mit etwas Zitronensaft abschmecken. Anschließend alles miteinander vermischen. Die marinierten Apfelwürfel auf das zweite Backblech geben. Beide Backbleche für 20 Minuten in den Ofen schieben.

6. Babyspinat in Streifen schneiden und in eine große Schüssel geben. Alle Dressing Zutaten in einem kleinen Glas mit einer Gabel vermengen und über den Babyspinat geben. Anschließend auf 4 Bowls aufteilen.

7. Walnüsse mit einem Messer grob zerkleinern und in einer Pfanne für 2 Minuten goldbraun rösten. 1 EL Dattelsirup hinzugeben und für ca. 30 Sekunden karamellisieren. Kandierte Walnüsse auf einen Teller geben und abkühlen lassen.

8. Abgekühlten Quinoa, gebackenen Spargel, Apfel- und Tofuwürfel auf die 4 Bowls mit dem Babyspinat verteilen und mit den kandierten Walnüssen garnieren. Optional Hummus (Rezept S. 100) dazu reichen.

Alternative: Das Räuchertofu kann durch 250 g Hähnchenbrust ausgetauscht werden. Dafür das Hähnchen würfeln, nach Geschmack mit Salz und Pfeffer oder weiteren Kräutern würzen und im Ofen gemeinsam mit dem Spargel gar backen.

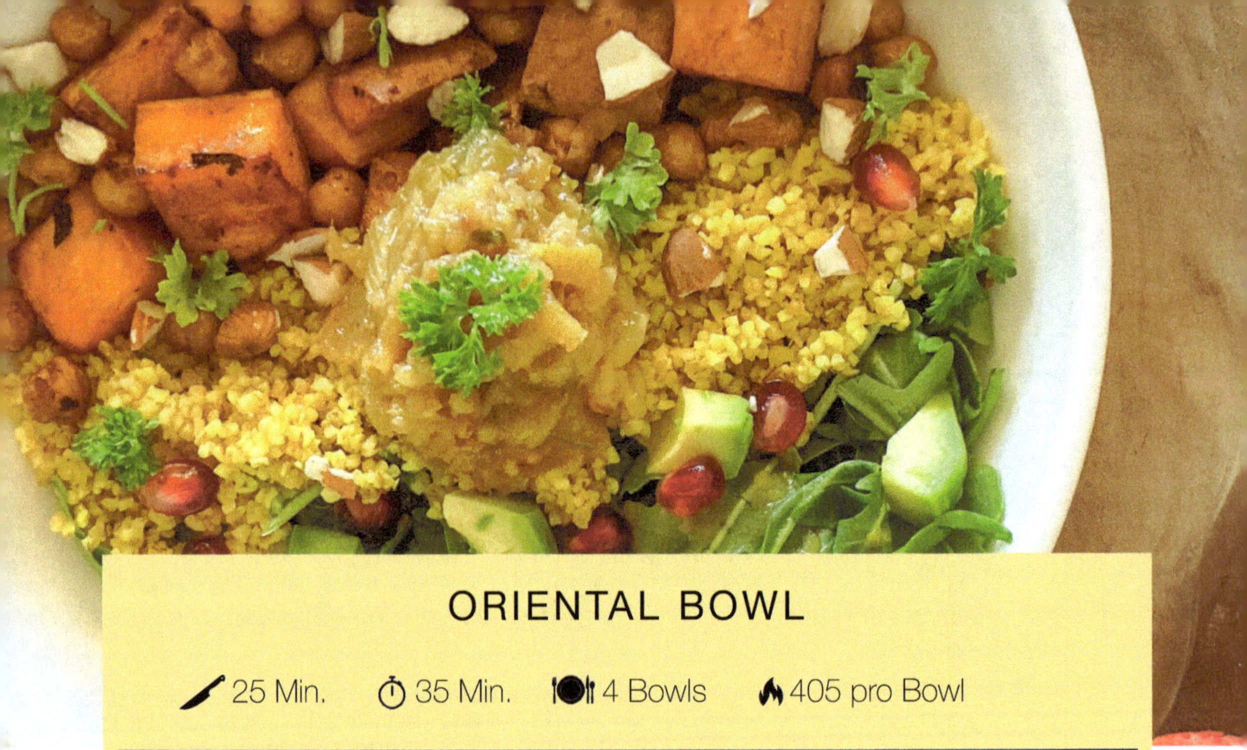

ORIENTAL BOWL

25 Min. | 35 Min. | 4 Bowls | 405 pro Bowl

Basis: Kurkuma-Bulgur | Rucola

Topping: Warme Kichererbsen und Süßkartoffel-Würfel, Granatapfel, Avocado, Mandelbruch & Petersilie mit Apfel-Chutney

ZUTATEN:

- 180 g Bulgur oder Naturreis
- 2 TL Kurkuma
- 2 Süßkartoffeln
- 200 g Kichererbsen (Abtropfgewicht)
- 1 TL Paprikapulver
- 1 EL Dattelsirup
- 1 Knoblauchzehe
- 1 Stück Ingwer (ca. 1 cm) oder 1 TL Ingwerpulver
- 1/2 Bund frische Petersilie
- 40 g Mandeln
- 1 Avocado
- 100 g Rucola
- 1/2 Orange
- 50 g Granatapfelkerne

DRESSING:

- 8 EL Apfel-Chutney (Rezept S. 104)

KÜCHENUTENSILIEN:

- Backblech
- Dauerbackfolie (Backpapier)

1. Bulgur in eine Schüssel einwiegen und mit 450 g kochendem Wasser übergießen und Kurkuma unterrühren. Nach ca. 10 - 15 Minuten ist der Bulgur gar. Zwischendurch immer wieder umrühren. Nach Geschmacksprobe in ein Sieb geben und trocknen lassen. (Alternativ Reis mit 2 TL Kurkuma nach Packungsanleitung kochen.)

2. Backofen auf 200 Grad Umluft vorheizen, ein Backblech mit Dauerbackfolie belegen und dünn mit Öl bepinseln.

3. Süßkartoffeln waschen (nicht schälen) und würfeln. In eine große Schüssel 80 g Wasser geben. Knoblauchzehe und frischer Ingwer durch eine Knoblauchpresse in die Schüssel geben. Paprikapulver und Dattelpaste darin vermengen. Die gewürfelten Süßkartoffeln und abgetropfte Kichererbsen hinzufügen und gut durchmischen. Das marinierte Gemüse auf das vorbereitete Backblech geben und im Ofen für 25 Minuten backen. In der Zwischenzeit mit dem Rezept fortfahren.

4. Petersilie fein hacken. Mandeln grob mit einem Messer zerkleinern. Avocado würfeln. Rucola grob zerkleinern, in eine große Schale geben und mit dem Saft einer halben Orange vermischen.

5. Den abgekühlten Bulgur, Rucola, Avocadowürfel und das fertige Ofengemüse auf 4 Bowls verteilen. Mit Granatapfelkernen, dem vorbereiten Mandelbruch und der gehackten Petersilie bestreuen. Die Bowls mit je 2 Esslöffeln Apfel-Chutney garnieren und servieren.

Alternative: Toppe die Bowls mit Rinderstreifen. Dafür 2 Rinderfilets (je 180 g) in einer Pfanne von beiden Seiten für 1 Minute scharf anbraten. Anschließend in Alufolie einwickeln und für 15 Minuten im Ofen gemeinsam mit dem Gemüse gar backen. Daraufhin das Fleisch für 5 Minuten in der Alufolie ruhen lassen. Rind anschließend in feine Streifen schneiden und auf die 4 Bowls aufteilen.

Info-Bulgur: In Bioläden gibt es auch Bulgur aus Gerste zu finden, dieser hat mehr Nährstoffe als der helle Bulgur aus dem Supermarkt. Der Bulgur kann auch gut durch Natur-Reis oder andere Vollkorn-Getreide Sorten ersetzt werden.

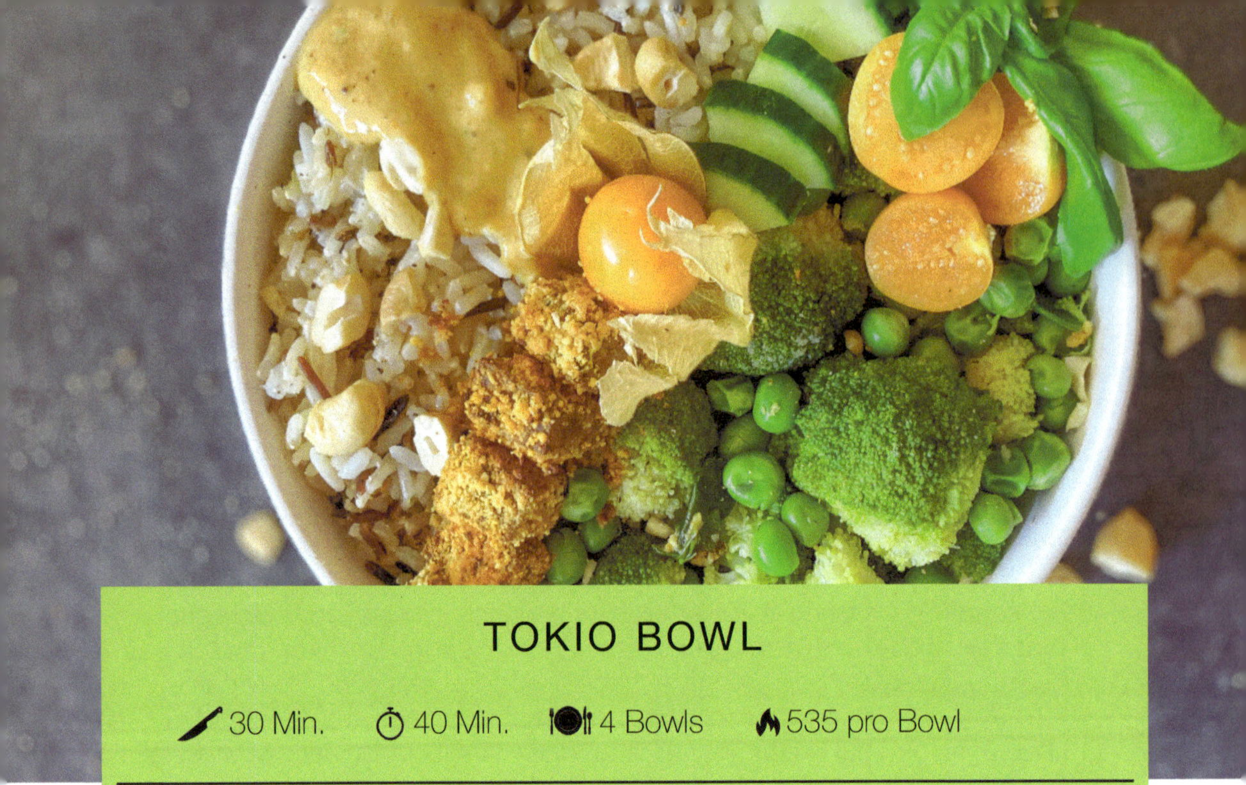

TOKIO BOWL

30 Min. 40 Min. 4 Bowls 535 pro Bowl

Basis: Wildreis

Topping: knusprigen Cashew-Tofu-Würfel, Brokkoli, Physalis, Erbsen, Gurke, Frühlingszwiebel & Basilikum mit fruchtigem Kurkuma Dressing

ZUTATEN:

- 400 g Naturtofu
- 250 g Natur Wildreis
- 80 g Cashewkerne
- 2 TL Paprikapulver
- 2 EL Sojasoße
- 150 g Erbsen (TK)
- 350 g Brokkoli
- 1/2 Salatgurke
- 60 g Physalis (Alternativ Mango-Würfel)
- 2 Stängel Frühlingszwiebel
- Handvoll frischer Basilikum

DRESSING:

- 1 TL Senf
- 1 EL helle Marmelade
- 1/2 EL Mandelmus
- Saft einer Limette
- 1 TL Limettenschalen-Abrieb
- 3 EL Pflanzenjoghurt
- 1 TL Kurkuma
- Salz & Pfeffer

KÜCHENUTENSILIEN:

- Backblech
- Dauerbackfolie (Backpapier)
- (Standmixer bzw. Hochleistungs-Mixer)

1. Frühlingszwiebeln in Ringe schneiden. Wildreis nach Packungsanleitung kochen. 10 Minuten vor Ende der Garzeit 300 g heißes Wasser hinzugeben und Erbsen, Frühlingszwiebeln und Brokkoli-Röschen zu dem köchelnden Reis hinzufügen und kurz mit gar werden lassen. Am Ende der Kochzeit alles durch ein Sieb abgießen, um das überflüssige Wasser zu entfernen. Die Reis-Gemüse Mischung abkühlen lassen und auf 4 Bowls verteilen.

2. Backofen auf 200 Grad vorheizen, ein Backblech mit Dauerbackfolie belegen und dünn mit Öl bepinseln.

3. Tofu abtropfen lassen und mit Küchentüchern trocken tupfen. Das Tofu in Würfel schneiden. In einer großen Schale Sojasoße, Paprikapulver und etwas Pfeffer miteinander vermengen. Die Tofu-Würfel hinzufügen und die Flüssigkeit aufsaugen lassen. 50 g der Cashewkerne in einem Standmixer fein mahlen *(Siehe Tipp)*. Die gemahlenen Cashewkerne in einen tiefen Teller umfüllen. Die Tofu-Würfel hinzufügen und mit den Cashewkernen gleichmäßig panieren. Die panierten Tofu-Würfel auf das vorbereitete Backblech geben und im Ofen für 20-25 Minuten goldbraun backen.

4. Physalis halbieren, Salatgurke würfeln und die restlichen Cashewkerne mit einem Messer hacken.

5. Gebackene Tofuwürfel, Physalishälften, Gurkenwürfel und gehackte Cashews auf die 4 Bowls aufteilen. Mit Basilikum garnieren.

6. Alle Dressing Zutaten in einem kleinen Glas mit einer Gabel vermengen und über die Bowls geben.

Alternative: Ersetze die Tofu-Würfel durch Lachs. Dafür den 3. Arbeitsschritt durch folgende Anleitung austauschen: 400 g Lachsfilet waschen, trocken tupfen und in 4 Stücke teilen. In einem kleinen Glas 50 ml Sojasoße, 50 ml Reisessig, 1 EL Agavendicksaft und 1 TL Sesamsamen miteinander vermischen. Die Marinade sanft in den Lachs einarbeiten und für 10 Minuten ziehen lassen. Anschließend Lachs in einer Pfanne gar braten. Gebratenen Lachs auf den 4 Bowls verteilen und servieren.

Koch-Tipp: Wer keinen Hochleistungs-Mixer hat, um die Cashewkerne fein zu mahlen, kann alternativ gemahlene Mandeln aus der Packung nehmen, um die Tofu-Würfel zu panieren.

Info-Physalis: Die leuchtenden Früchte in ihren lampionartigen Hüllen stecken voller wertvoller Nährstoffe und haben einen zitrusartigen, süß-säuerlichen Geschmack. Die Inhaltsstoffe der Frucht können helfen die Blutfettwerte zu regulieren, den Cholesterinspiegel zu senken, die Verdauung anzuregen, das Immunsystem zu stärken und die Gesundheit von Haut, Haaren und Nägeln zu unterstützen.

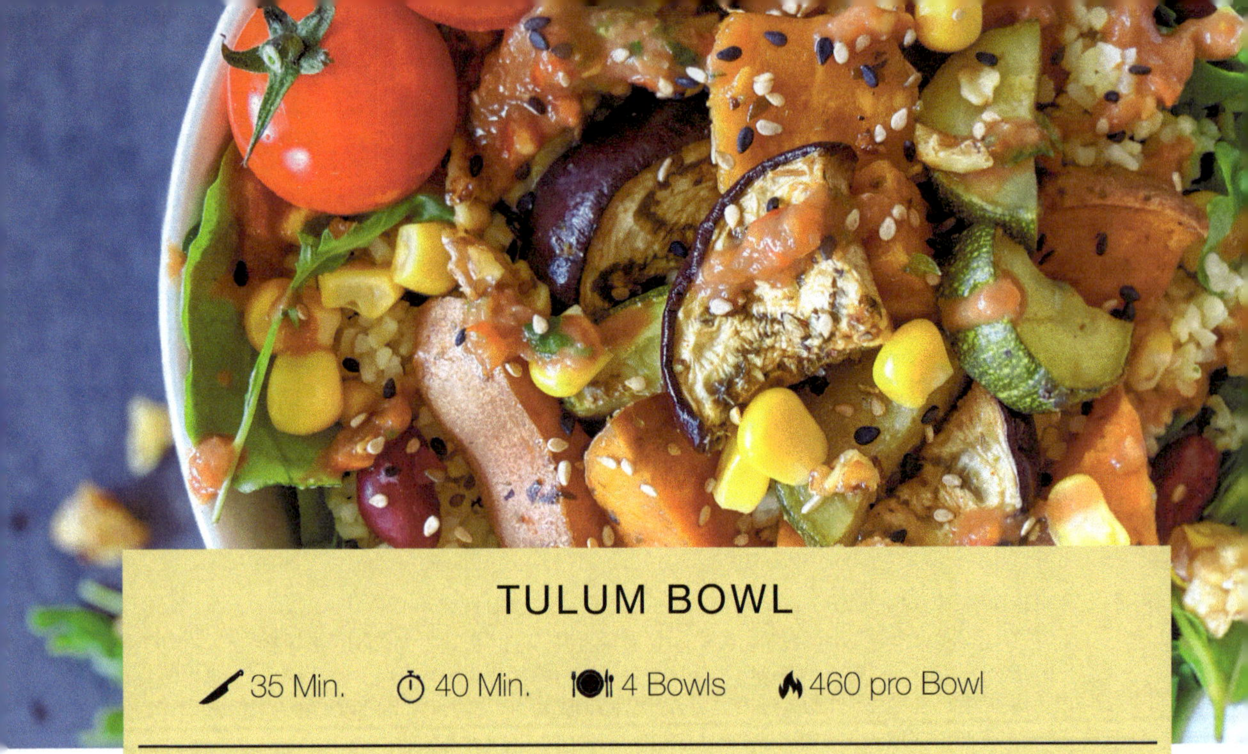

TULUM BOWL

35 Min. 40 Min. 4 Bowls 460 pro Bowl

Basis: Bulgur

Topping: Warmes Ofengemüse, Mais, Kidneybohnen & Rucola mit feinsüßlichen Tomaten-Kräuter-Relish

ZUTATEN:

- 150 g Bulgur
- 1 TL Gemüsebrühe
- 1 Süßkartoffel
- 1 Zucchini
- 1 Aubergine
- 1 TL Paprikapulver
- 1 TL Oregano
- 200 g Kidneybohnen
- 150 g Mais
- 50 g Rucola

DRESSING:

- 2 Tomaten
- 2 EL Tomatenmark
- 1 EL Mandelmus
- 2 EL Limettensaft
- 5 Datteln (entsteint & getrocknet)
- 1 Knoblauchzehe
- 1/2 Bund frische Kräuter (z.B. Petersilie, Thymian, Rosmarin, Basilikum)
- Salz & Pfeffer

KÜCHENUTENSILIEN:

- Backblech
- Dauerbackfolie (Backpapier)
- Standmixer

1. Bulgur in eine Schüssel einwiegen und mit 450 g kochendem Wasser übergießen. Gemüsebrühe unterrühren. Nach 10-15 Minuten ist der Bulgur gar. Zwischendurch immer wieder umrühren. Nach Geschmacksprobe in ein Sieb geben, abkühlen und trocknen lassen.

2. Backofen auf 200 Grad vorheizen und ein Backblech mit Dauerbackfolie belegen.

3. Süßkartoffel, Zucchini und Aubergine waschen und würfeln. In eine große Schüssel 100 g Wasser geben und mit Paprikapulver und Oregano vermengen. Das gewürfelte Gemüse hinzufügen und gut durchmischen. Das marinierte Gemüse auf das vorbereitete Backblech geben und im Ofen ca. 25 Minuten backen. In der Zwischenzeit mit dem Rezept fortfahren.

4. Einen halben Bund frische Kräuter und eine geschälte Knoblauchzehe in einen Standmixer geben und für 10 Sekunden auf höchster Stufe fein mixen. Datteln geviertelt, Tomaten halbiert, Tomatenmark, Mandelmus, Limettensaft, 3 EL Wasser und Pfeffer in den Mixbehälter hinzufügen und alles für 2-3 Minuten auf höchster Stufe pürieren.

5. Den abgekühlten Bulgur auf 4 Schüsseln verteilen. Rucola, abgetropfte Kidneybohnen, Mais und das fertig gebackene Ofengemüse auf die Bowls aufteilen. Zum Schluss das Tomaten-Kräuter Relish über die Bowls geben und optional mit Sesamsamen bestreuen.

Alternative: Toppe die Bowls zusätzlich mit Puten-Streifen. Dafür 300 g Pute waschen, trocken tupfen und in Streifen schneiden. Pute mit 2 EL grünem Pesto marinieren und in einer Pfanne gar braten. Fertige Puten-Streifen auf den Bowls verteilen.

Gewürz-Tipp: Um das Relish geschmacklich noch zu verfeinern, 1 TL Limettenschalen-Abrieb mit in den Standmixer geben.

CREATE YOUR OWN BOWL...

Stell dir eine Bowl nach deinem Lieblingsgeschmack zusammen. Damit es sich um eine vollwertige und gesunde Mahlzeit handelt, kann dir die folgende Beispiel-Tabelle eine gute Hilfestellung sein. Wähle deine Lieblings-Zutaten aus und kreiere ein Dressing nach deinem Geschmack. Tipps dafür findest du auf S.29

VOLLKORN

Ⓧ Wähle 1

- Quinoa
- Hirse
- Buchweizen
- Reis (Braun, Rot, Schwarz, Wild)
- Vollkornpasta
- Amaranth
- Gerste
- Bulgur
- Vollkorn Brotscheiben
- (Haferflocken als Topping)
- ...

HÜLSENFRÜCHTE

Ⓧ Wähle 1 -2

- Kichererbsen
- Weiße Bohnen
- Schwarze Bohnen
- Kidneybohnen
- Grüne Bohnen
- Erbsen
- Linsen
- Edamame
- Tofu
- ...

KREUZBLÜTLER

Ⓧ Wähle 1 -2

- Brokoli
- Blumenkohl
- Rotkohl
- Weißkohl
- Grünkohl
- Rosenkohl
- Kohlrabi
- Pak Choi
- Radieschen
- Micro Greens
- ....

GEMÜSE

Ⓧ Wähle 2 - 5

- Feldsalat
- Babyspinat
- Mangold
- Rucola
- Süßkartoffel
- Gurke
- Tomate
- Mais
- Spargel
- Aubergine
- Zucchini
- Karotte
- Paprika
- Pilze
- Rote Beete
- Kürbis
- (Frühlings-) Zwiebeln
- ...

OBST

Ⓧ Wähle 0 -3

- Avocado
- Mango
- Granatapfel
- Apfel
- Birne
- Feigen
- Kiwi
- Getrocknete Beeren
- Heidelbeeren
- Erdbeeren
- Johannisbeeren
- Brombeeren
- Orangen
- Physalis
- Limetten/ Zitronen
- Datteln
- ...

NÜSSE & SAMEN

Ⓧ Wähle 0 -2

- Mandeln
- Cashewkerne
- Walnüsse
- Haselnüsse
- Paranüsse
- Pekannüsse
- Pistazien
- Erdnüsse
- Chiasamen
- Leinsamen
- Sesamsamen
- Sonnenblumenkerne
- Kürbiskerne
- ...

WEITERES: Diverse Gewürze, Eier, Fleisch, Fisch & Meeresfrüchte, ...

FLAT DOUGHS

Waffeln & Pancakes...

[...der duftende Teig beim Backen ist in der ganzen Wohnung wahrzunehmen und vermittelt ein gemütliches Gefühl. Waffeln & Pancakes fallen definitiv in die Kategorie "SOULFOOD". Mit diesen Rezepten kochst du nicht nur glücklich sondern auch gesund.]

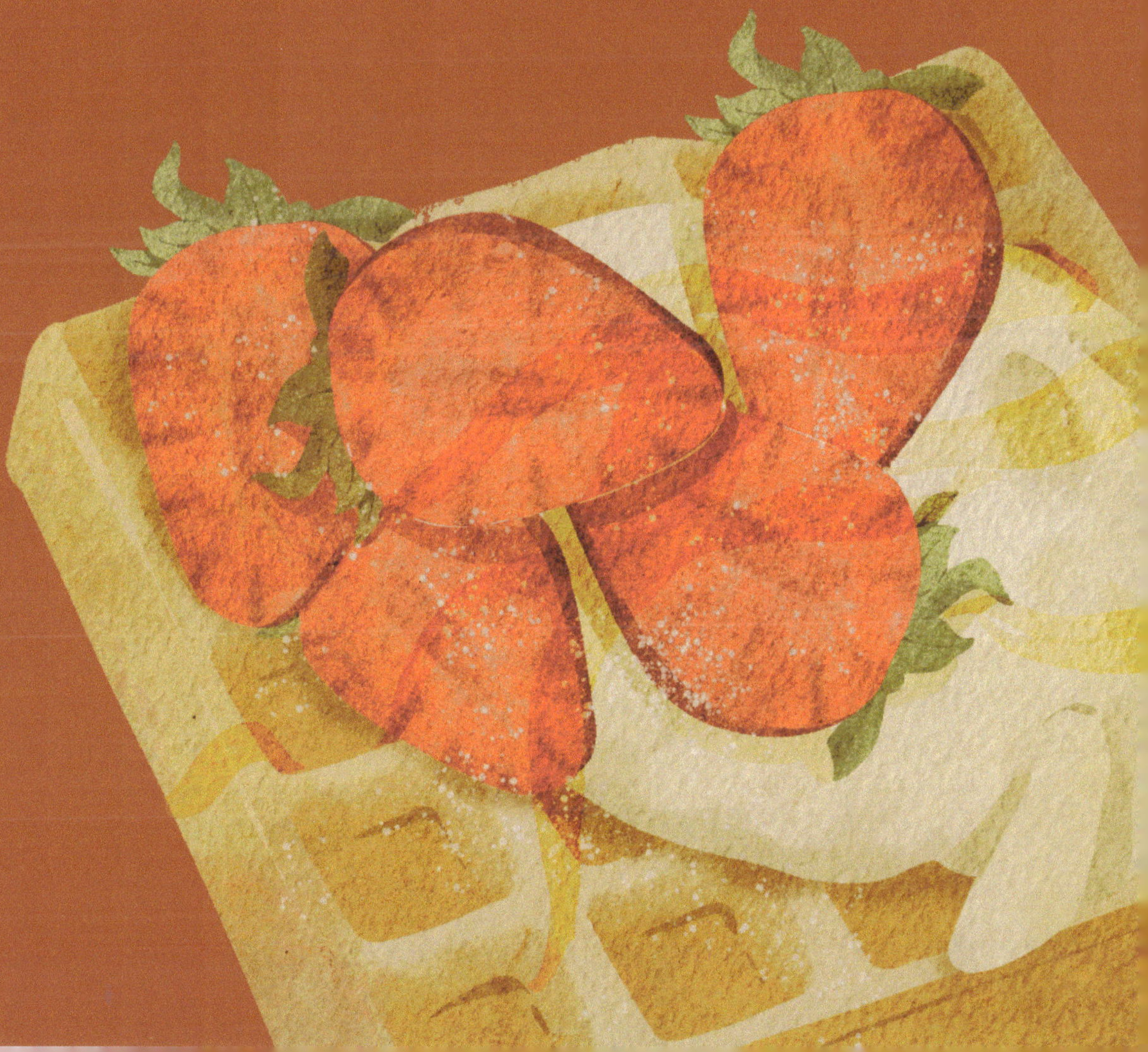

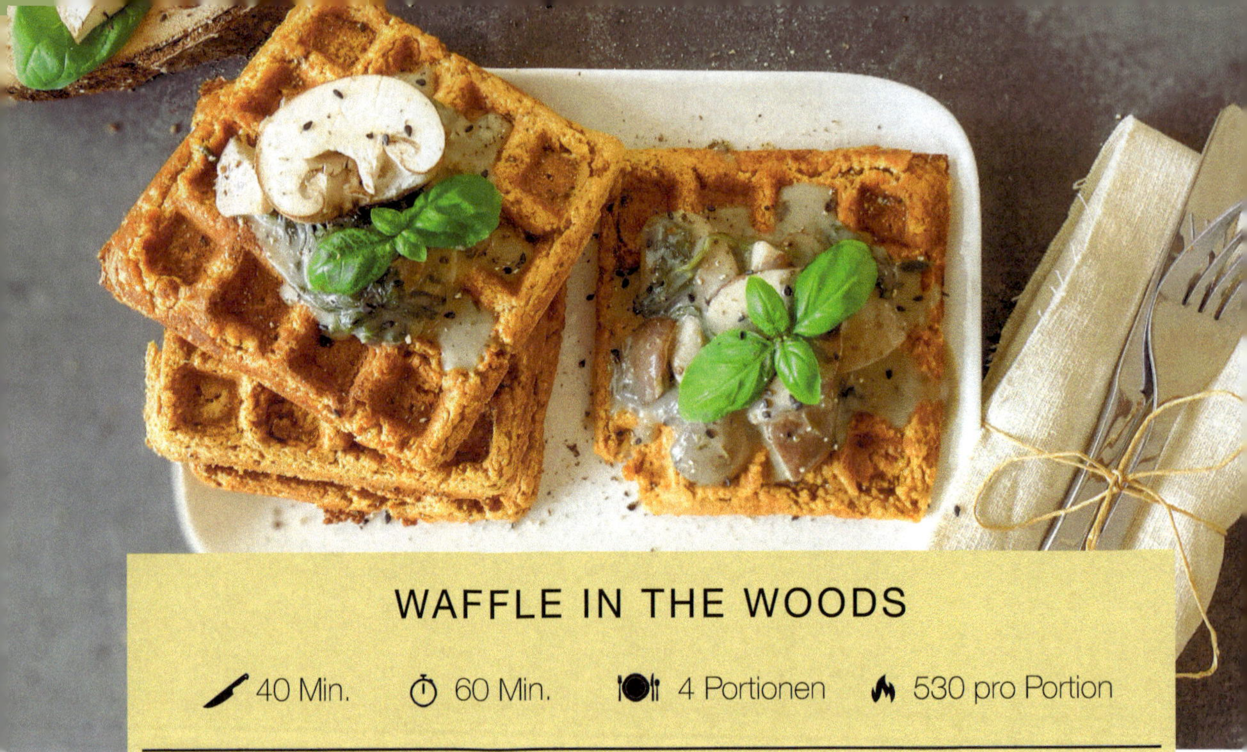

WAFFLE IN THE WOODS

40 Min. 60 Min. 4 Portionen 530 pro Portion

Herzhafte Süßkartoffel-Waffeln mit gedünstetem Spinat und Pilzen

WAFFELN:

- 350 g Süßkartoffel
- 200 g Vollkornmehl
- 2 TL Backpulver
- 1 EL Leinsamen (geschrotet)
- 1 EL Flohsamenschalen
- 120 g Apfelmus
- 180 ml Pflanzendrink
- 30 g Mandelmus
- 1 TL Kurkuma
- 1 TL Paprikapulver (edelsüß)
- 1/2 TL Pfeffer

TOPPING:

- 200 g Babyspinat
- 200 g Pilze
- 120 ml Weißwein (Alternativ Gemüsebrühe)
- 70 ml Cashew Sahne (Rezept S. 28)
- 130 ml Pflanzendrink
- 1 TL Oregano
- 1 TL Rosmarin
- 1 TL Gemüsebrühe
- 1 EL Hefeflocken
- Salz & Pfeffer

KÜCHENUTENSILIEN:

- Handmixer
- Waffeleisen

1. Süßkartoffel waschen (nicht schälen) und halbieren. Mit einer Reibe fein raspeln oder mit Hilfe einer Küchenmaschine entsprechend zerkleinern und in eine große Rührschüssel umfüllen.

2. Mehl, Backpulver, Leinsamen, Flohsamenschalen, Apfelmus, Pflanzendrink, Kurkuma und Pfeffer in die Schüssel hinzugeben. Mit einem Handmixer die Zutaten zu einem Teig verkneten. Der Teig sollte etwas fester als klassischer Waffelteig sein. (Wenn Teig noch zu flüssig ist, kurz quellen lassen oder mehr Mehl hinzufügen)

3. Ein Waffeleisen dünn mit Öl bestreichen und nacheinander 12 Waffeln ausbacken. Die fertigen Waffeln im Ofen bei ca. 60 Grad warm halten.

4. Den Weißwein in einer hohen Pfanne erhitzen und geviertelte Pilze mit Oregano und Rosmarin für ca. 5 Minuten andünsten. Babyspinat hinzugeben. Wenn der Spinat eingefallen ist, Cashew Sahne und Pflanzendrink unterrühren. Nach Geschmack mit Hefeflocken und Pfeffer würzen. Solange köcheln lassen, bis eine cremige Soße aus der Flüssigkeit entsteht.

5. Die Waffeln aus dem Ofen nehmen und mit der Spinat-Pilz-Mischung toppen. Optional mit frischem Basilikum garnieren.

Alternative: Ersetze den Pflanzendrink 1:1 durch normale Milch. Das Mandelmus kann durch 1 Ei ausgetauscht werden.

Alternative: Im Herbst kann die Süßkartoffel im Teig optional auch gut durch die gleiche Menge Hokkaido Kürbis ausgetauscht werden.

Alternativen: Das Topping kann saisonal und nach Geschmacksvorlieben variiert werden:

- z.B. Mit Tomaten, Rucola und Mandelfeta (siehe Rezept S. 108)
- z.B. mit Avocadocreme (siehe Rezept S. 99) und gebackener Aubergine
- z.B. mit Hummus, Kichererbsen, Granatapfelkernen und Petersilie
- z.B. Süß mit Kokosjoghurt, Himbeeren, Mandeln und Dattelsirup

Info: Wissenswertes über Hefeflocken findest du auf S. 26. Wenn du gerne mehr über Flohsamenschalen erfahren möchtest, kannst du den QR-Code scannen.

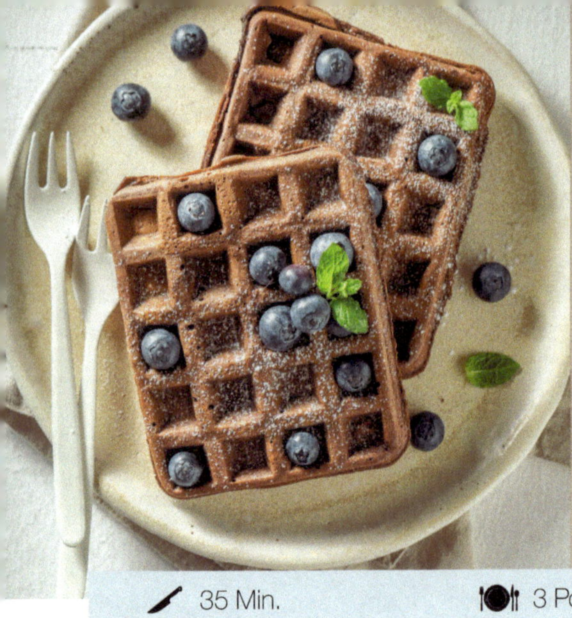

BLUEBERRY WAFFLES

ZUTATEN:

- 250 ml Pflanzendrink
- 40 g Dattelsirup
- 60 g Mandelmus
- 2 EL Chiasamen
- 75 g Haferflocken zart
- 90 g Vollkornmehl
- 2 TL Backpulver
- 1 TL Zimt

TOPPING: 80 g Heidelbeeren, 6 EL pflanzlicher Joghurt auf Kokos-Basis , 30 g Kokosflocken, Optional: Ahornsirup oder Puderzucker nach Geschmack

35 Min. | 3 Portionen (6 Waffeln) | 735 pro Portion

Haferwaffeln mit Blaubeeren & Kokos

1. Zwei Chia-Eggs vorbereiten. Dafür 2 EL Chiasamen mit 6 EL Wasser in einem kleinen Glas vermengen und ca. 5-10 Minuten quellen lassen.
2. Vollkornmehl, Backpulver, Zimt und Haferflocken in eine Rührschüssel geben und mit einem Handmixer kurz miteinander vermengen. Pflanzendrink, Mandelmus, Dattelpaste und die vorbereiteten Chia-Eggs in die Schüssel geben und mit dem Handmixer auf mittlerer Stufe zu einem glatten Teig verrühren.
3. Ein Waffeleisen mit etwas Kokosöl bepinseln und erhitzen. Aus dem Teig nach und nach 6 Waffeln backen. Fertige Waffeln können im Ofen bei ca. 60 Grad warm gehalten werden.
4. Fertige Waffeln mit Kokosjoghurt, Heidelbeeren und Kokosflocken toppen.

Alternative: Variiere das Topping nach Geschmacksvorlieben mit saisonalem Obst, verschiedenen Joghurt-Arten, sowie mit Körnern oder Samen. | Verfeinere den Teig mit Kardamon, Orangenschalen-Abrieb, Vanille oder anderen Gewürzen.

Alternative: Ersetze die Chia-Eggs durch 2 Eier (der erste Arbeitsschritt kann übersprungen werden). Der Pflanzendrink kann durch Milch oder Buttermilch ausgetauscht werden.

ALMOND PANCAKES

ZUTATEN:
- 200 g Vollkornmehl
- 50 g gemahlene Mandeln
- 2 EL Leinsamen (geschrotet)
- 2 TL Backpulver
- 400 g Pflanzendrink
- 30 g Mandelmus

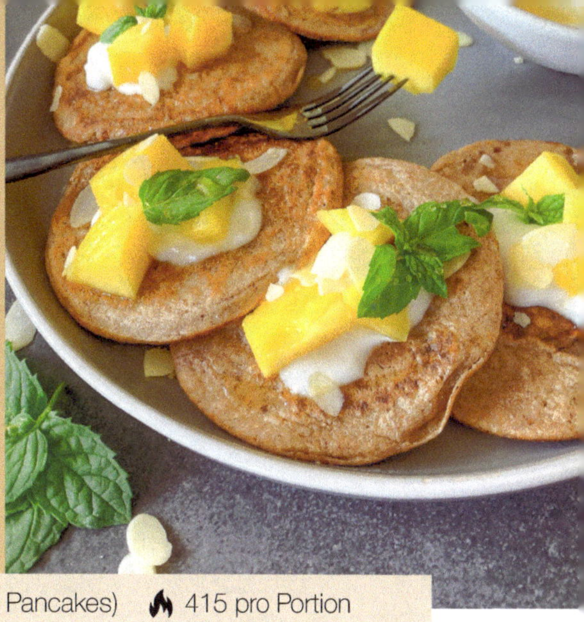

TOPPING: 6 EL Pflanzenjoghurt auf Kokos-Basis,
20 g Mandelblätter, 100 g Mango, Minze,
Optional: Ahornsirup und Limettensaft nach Geschmack

30 Min. 4 Portionen (12 Pancakes) 415 pro Portion

Mandel-Pancakes mit Kokosjoghurt, Mango & Mandelblättern

1. Alle Teig-Zutaten in eine Rührschüssel einwiegen und solange mit einem Handmixer glatt rühren, bis der Teig keine Klümpchen mehr hat.
2. Eine Pfanne dünn mit etwas Kokosöl einpinseln und erhitzen. (Tipp: Pancakes in einer „Augenpfanne" ausbacken) Nacheinander 10-12 kleine Pancakes herausbraten. Fertige Pancakes im Ofen bei ca. 60 Grad warm halten.
3. Pancakes mit Kokosjoghurt, Mango-Würfeln, Minze und Mandelblättern toppen. Für etwas mehr Süße optional mit Ahornsirup oder Dattelsirup beträufeln. Für etwas mehr Frische die Pancakes optional mit Limettensaft beträufeln.

<u>Alternative</u>: Das Topping kann saisonal und nach Geschmacksvorlieben variiert werden.

- z.B. mit Schoko Creme (siehe Rezept S. 102), Erdbeeren und Pistazien
- z.B. mit Vitamin Marmelade (siehe Rezept S. 22) und Minze
- z.B. mit Erdnuss Creme (siehe Rezept S. 25), Bananen und Zimt
- z.B. mit Dattelpaste (siehe Rezept S. 24), Heidelbeeren und Zimt
- Weitere Alternativen siehe S. 58

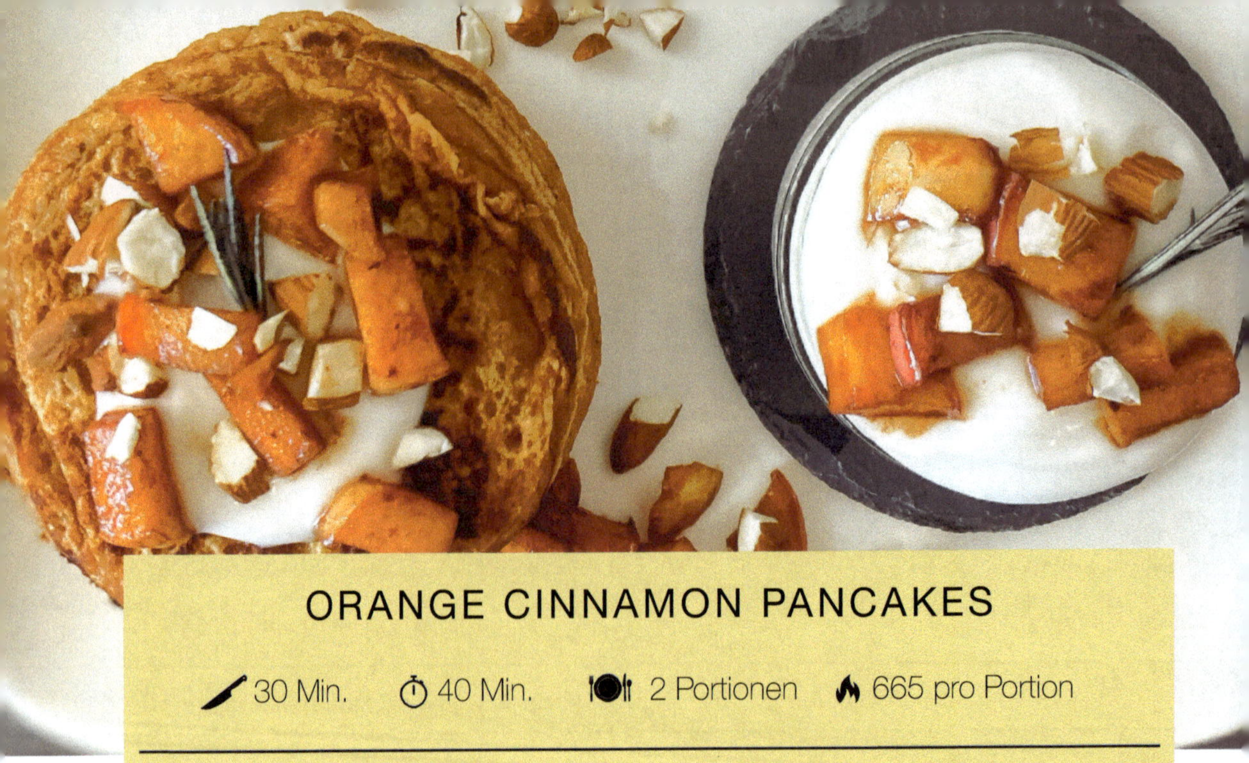

ORANGE CINNAMON PANCAKES

30 Min. 40 Min. 2 Portionen 665 pro Portion

Süßkartoffel-Zimt-Pancakes mit karamellisierten Äpfeln, Kokosjoghurt & Mandelbruch

TEIG:

- 200 g Süßkartoffel
- 80 g Vollkornmehl
- 20 g Haferflocken zart
- 2 EL Leinsamen (geschrotet)
- 1/2 EL Flohsamenschalen
- 1 EL Dattelsirup
- 2 TL Backpulver
- 150 ml Pflanzendrink
- 1 TL Vanillepaste
- 1 TL Zimt

TOPPING:

- 1 Apfel (oder alternativ 1 Birne)
- 25 g Mandeln
- 1 EL Dattelsirup
- 1/2 TL Zimt
- 50 g Pflanzenjoghurt (z.B. auf Kokos-Basis)
- Optional: 1 EL Limettensaft

KÜCHENUTENSILIEN:

- Pürier-Stab oder Standmixer
- Handmixer
- Pfanne (evtl. „Augenpfanne")

1. Mandeln grob mit einem Messer hacken und beiseite stellen. Apfel würfeln und die Würfel in einer großen Pfanne ohne Fett auf hoher Hitze braten. Nach 3-5 Minuten Dattelsirup und Zimt hinzufügen und die Äpfel für ca. 1 Minute karamellisieren. Apfelwürfel in eine Schale umfüllen und im Ofen bei ca. 60 Grad warm halten.

2. Süßkartoffel waschen (nicht schälen) und würfeln. In einem Kochtopf mit reichlich Wasser für ca. 10-15 Minuten weich kochen. Am Ende der Garzeit das Wasser abgießen und die Süßkartoffeln mit einem Pürier-Stab oder einem Standmixer zu einem glatten Püree mixen und in eine Rührschüssel umfüllen.

3. Mehl, Haferflocken, Backpulver, Leinsamen, Flohsamenschalen, Vanillepaste, Dattelpaste, Zimt und Pflanzendrink zu dem Püree in der Rührschüssel hinzufügen und alle Zutaten mit einem Handmixer auf mittlerer Stufe glatt rühren.

4. Eine Pfanne mit etwas Kokosöl einpinseln und erhitzen (Tipp: Pancakes in einer „Augenpfanne" ausbacken). Nacheinander 6 kleine Pancakes herausbraten. Fertige Pancakes im Ofen bei ca. 60 Grad warm halten.

5. Pancakes mit Kokosjoghurt, den karamellisierten Äpfeln und den gehackten Mandeln bestreuen und optional mit Limettensaft beträufeln.

Alternative: Ersetze den Pflanzendrink 1:1 durch normale Milch. Pflanzlicher Joghurt kann durch normalen Joghurt, Quark oder Skyr ausgetauscht werden.

Alternative: Im Herbst kann die Süßkartoffel im Teig optional auch gut durch die gleiche Menge Hokkaido Kürbis ausgetauscht werden. Alternativen zum Topping findest du auf S. 59

Info: Wenn du gerne mehr über Flohsamenschalen erfahren möchtest kannst du den QR-Code scannen.

THE URBAN NOODLES

Basta! - Heute gibt´s Pasta...

[...du kannst dich nicht entscheiden? - Wie wäre es mit Pasta? Entdecke neue Nudel-Kreationen und erweitere mit diesen Rezepten dein Repertoire.]

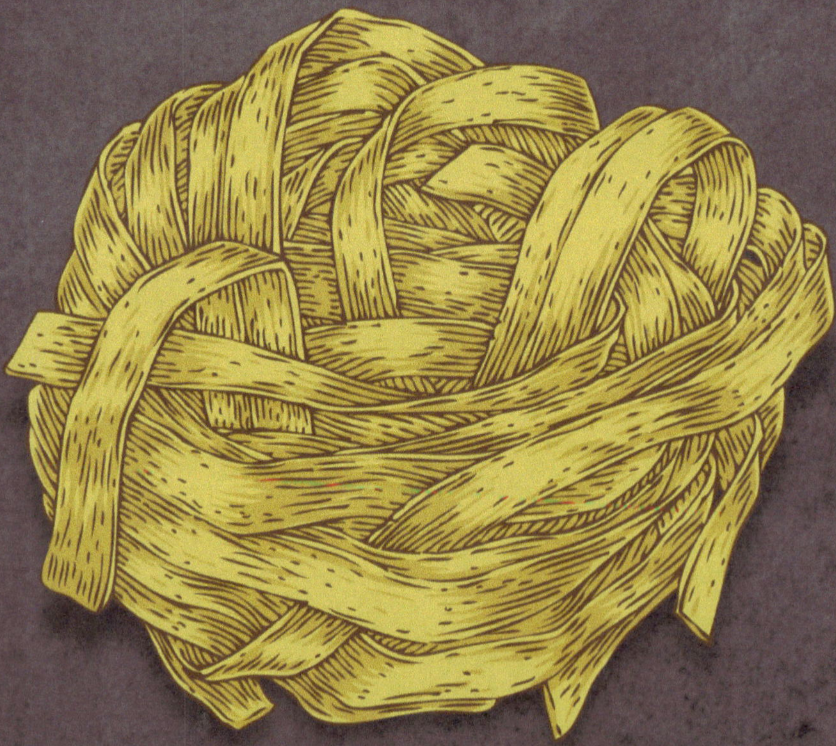

COCONUT LIME PASTA

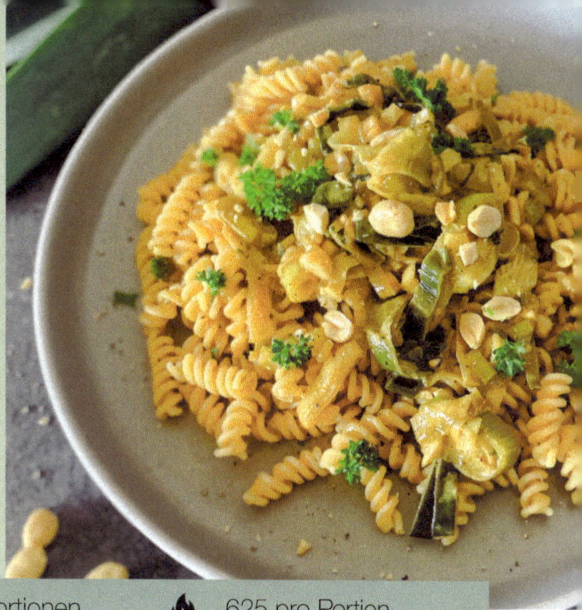

ZUTATEN:

- 400 g Kichererbsen Pasta *(oder Pasta nach Wahl)*
- 1 Limette
- 200 g Lauch
- 40 g Erdnüsse
- 300 g Kokosmilch (aus der Dose)
- 250 ml Gemüsebrühe
- 2 EL Sojasoße
- 1/2 TL Kurkuma
- 1/4 TL Knoblauchpulver
- Salz und Pfeffer nach Geschmack
- Handvoll Petersilie
- Optional 1 TL Chiliflocken

20 Min. | 30 Min. | 4 Portionen | 625 pro Portion

Kichererbsen Pasta in Limetten-Kokos Soße mit Lauch & Erdnüssen

1. Lauch in Ringe schneiden. Die Gemüsebrühe anrühren, in eine hohe Pfanne geben und erhitzen. Die Lauch-Ringe hinzugeben und für ca. 5 Minuten dünsten. In der Zwischenzeit Erdnüsse grob hacken und die Schale einer Limette abreiben, den Saft auspressen und beiseite stellen.
2. Kokosmilch, Sojasoße, Kurkuma, Knoblauch, Pfeffer und Salz in die Pfanne geben und auf mittlerer Hitze unter gelegentlichem Rühren für ca. 10 Minuten köcheln lassen. In der Zwischenzeit die Kichererbsen Pasta in einem extra Topf kochen.
3. Wenn die Soße eine cremige Konsistenz hat, die gehackten Erdnüsse, Limettenschale und Limettensaft nach Geschmack hinzugeben.
4. Pasta auf 4 Teller verteilen und die Soße darüber geben. Optional mit Chiliflocken, restlicher Limettenschale und frischer Petersilie garnieren.

Alternative: Statt Lauch kann auch Frühlingszwiebel verwendet werden, oder beides kombinieren.

Alternative: Toppe die Pasta zusätzlich mit 250 g gebratenen Garnelen. Dies kannst du zubereiten, während die Pasta kocht.

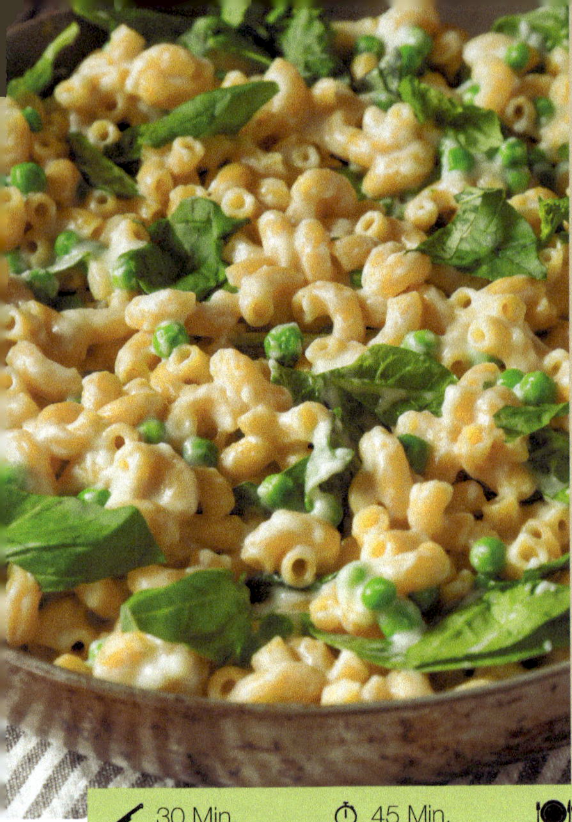

PASTA SAY CHEESE

ZUTATEN:

- 400 g Vollkorn Makkaroni *(oder Pasta nach Wahl)*
- 200 g Kartoffeln
- 100 g Karotten
- 1/2 Zwiebel
- 2-3 Knoblauchzehen
- 75 g Cashewkerne
- 220 ml Pflanzendrink
- 1 TL Gemüsebrühe
- 4 EL Hefeflocken
- 1 ½ EL Maisstärke
- 2 EL Zitronensaft
- 2 ½ TL Zwiebelpulver
- 1 ½ TL Paprikapulver edelsüß
- 1/4 TL Kurkuma
- 2 Prisen Muskatnuss
- 1/2 TL Pfeffer
- 1 TL Rauchsalz
- Optional: frischer Basilikum und gekochte Erbsen als Topping

30 Min. | 45 Min. | 4 Portionen | 565 pro Portion

Pflanzenbasierte Käse-Makkaroni

1. Cashewkerne in eine Schüssel geben und mit kochendem Wasser übergießen. Für 15 Minuten einweichen lassen. Dann durch ein Sieb abgießen.
2. Kartoffeln, Karotten, Zwiebel und Knoblauch würfeln und in einen Kochtopf geben. Mit 500 ml Wasser übergießen und für 20 - 25 Minuten auf dem Herd köcheln lassen. Nach der Garzeit das Kochwasser durch ein Sieb abgießen.
3. In einem kleinen Glas die Maisstärke mit der Gemüsebrühe und einem Schluck Wasser anrühren.
4. Eingeweichte Cashewkerne, gegartes Gemüse und angerührte Maisstärke in einen Standmixer geben. Pflanzendrink, Hefeflocken, Zitronensaft, Zwiebelpulver, Paprikapulver, Kurkuma, Muskatnuss, Pfeffer und Rauchsalz hinzugeben und so lange mixen, bis eine glatte cremige Soße entstanden ist (alternativ die Zutaten mit einem Pürier-Stab in einer Schüssel zerkleinern). Die Soße in einen Topf umfüllen und für ca. 10 Minuten auf niedrigster Stufe unter gelegentlichem Rühren erwärmen.
5. Parallel in einem extra Topf die Pasta kochen (siehe Tipp).
6. Fertige Pasta in den Topf mit der Soße geben und vermischen. Pasta auf 4 Teller aufteilen und optional mit frischem Basilikum, gekochten Erbsen und gemahlenem Pfeffer toppen.

Koch-Tipp: Gib beim Kochen der Nudeln gleichzeitig ein paar Erbsen oder Brokkoli-Röschen mit ins Wasser, um dem Essen noch mehr Gemüse und Nährstoffe hinzuzufügen.

PESTO PASTA VERDE

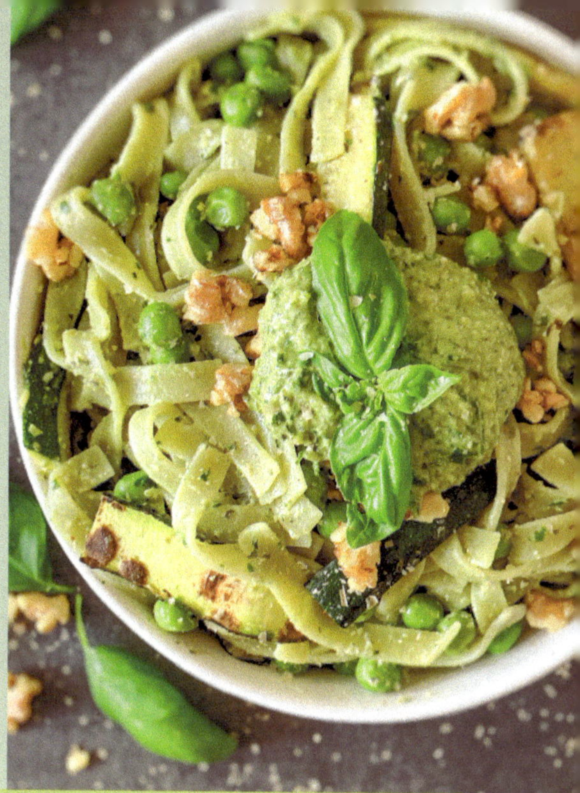

ZUTATEN:

- 400 g Vollkorn Bandnudeln *(oder Pasta nach Wahl)*
- 100 ml Nudelwasser
- 200 g Zucchini
- 150 g Erbsen (TK)
- 40 g Walnüsse
- 1 EL Dattelsirup
- 30 g Kürbiskerne
- 30 g Cashewkerne
- 20 g Basilikum
- 30 g Rucola
- 2 EL Hefeflocken
- 2 Knoblauchzehen
- 1/2 TL Pfeffer
- Salz nach Geschmack
- 30 g Mandelmus
- 15 g Olivenöl (alternativ Walnussöl)
- Optional: frischer Basilikum und Pflanzen-Parmesan als Topping

25 Min. | 35 Min. | 4 Portionen | 645 pro Portion

Vollkorn Bandnudeln mit grünem Pesto, Zucchini, Erbsen & kandierten Walnüssen

1. Kürbiskerne und Cashewkerne in einen Standmixer geben und auf höchster Stufe mahlen. Basilikum, Rucola, Hefeflocken, Knoblauchzehen, Mandelmus, Olivenöl, ein Schluck Wasser, Pfeffer und Salz hinzugeben und cremig pürieren. Das Pesto beiseite stellen und mit dem Rezept fortfahren. (Hinweis: Das Pesto ist fester als klassisches Pesto aus dem Supermarkt; mit der späteren Zugabe (Schritt 4) von Nudelwasser wird es jedoch flüssiger)
2. Walnüsse grob hacken, in eine Pfanne geben und bei höchster Temperatur für ca. 2 Minuten rösten. Dattelsirup hinzugeben und für ca. 30 Sekunden karamellisieren. Kandierte Walnüsse auf einen Teller geben und abkühlen lassen.
3. Zucchini waschen und in Streifen schneiden. Die Streifen von beiden Seiten in einer Pfanne ohne die Zugabe von Fett grillen.
4. Die Pasta gemeinsam mit den Erbsen in einem großen Topf kochen. Abgießen und dabei 100 ml Nudelwasser auffangen.
5. Gekochte Pasta und Erbsen, Zucchini-Streifen, Pesto und Nudelwasser wieder in den Topf geben und bei mittlerer Temperatur für 1-2 Minuten vermengen.
6. Pasta auf 4 Teller verteilen und mit kandierten Walnüssen bestreuen. Optional mit frischem Basilikum garnieren und mit Pflanzen Parmesan bestreuen.

Info: Auf S. 26 Findest du mehr Infos zum Thema „Hefeflocken", sowie das Rezept für selbstgemachten Pflanzenparmesan.

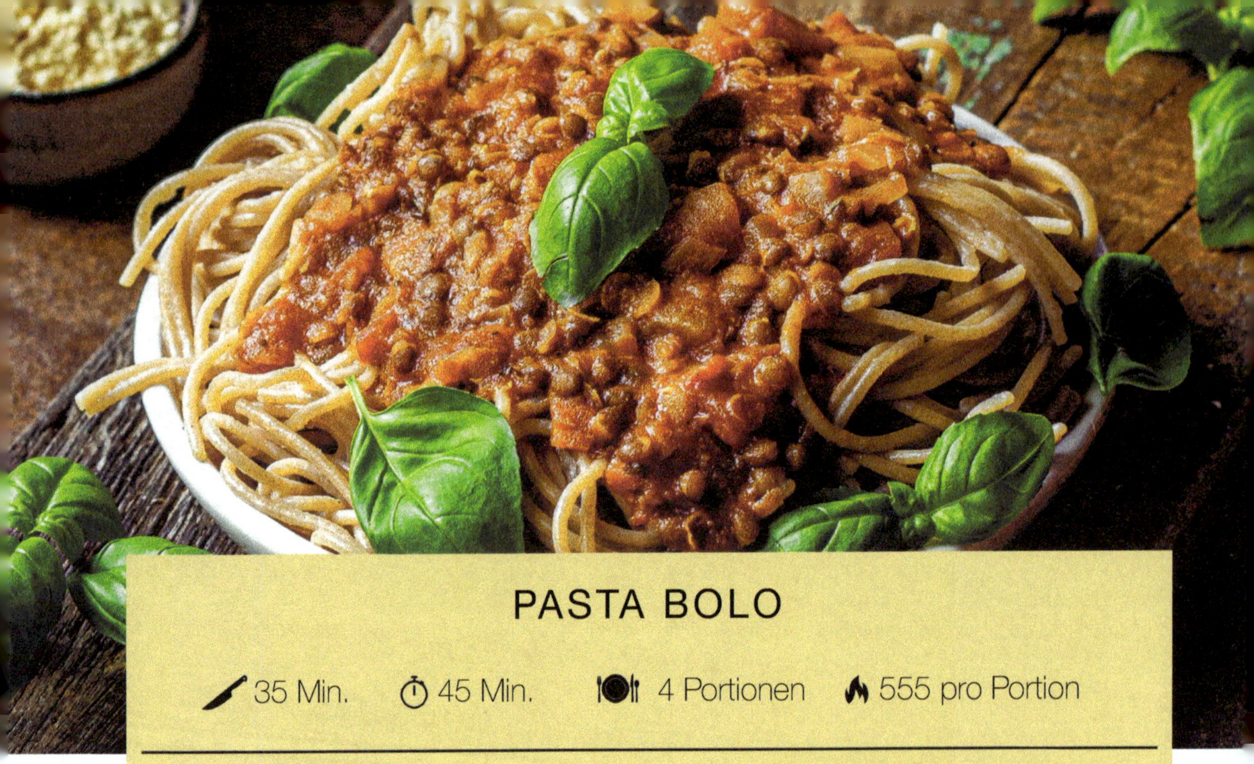

PASTA BOLO

35 Min. | 45 Min. | 4 Portionen | 555 pro Portion

Vollkorn Spaghetti mit Linsen Bolognese

ZUTATEN:

- 400 g Vollkorn Spaghetti *(oder Pasta nach Wahl)*
- 75 g rote Linsen
- 120 g Karotten
- 2 Zwiebeln
- 70 g Knollensellerie
- 2-3 Knoblauchzehen
- 500 ml passierte Tomaten
- 2 EL Tomatenmark
- 1 EL pflanzliche Margarine
- 150 ml Rotwein
- 170 ml Gemüsebrühe
- 1 TL Thymian
- 1 TL Oregano
- 1 TL Basilikum
- 1 TL Paprikapulver edelsüß
- 2 TL geräuchertes Paprikapulver
- 1 TL Rauchsalz
- 1/2 TL Pfeffer
- 4 EL Pflanzen Parmesan *(Rezept S. 26)*
- Handvoll frischer Basilikum

KÜCHENUTENSILIEN:

- Kochtopf
- Hohe Pfanne

1. In einem Topf Wasser zum Kochen bringen. Rote Linsen hinzufügen und Temperatur reduzieren. Linsen für 8 Minuten köcheln lassen. Anschließend abgießen und mit kaltem Wasser abschrecken (Linsen sollen noch bissfest und nicht zu mehlig sein)

2. Knollensellerie und Karotte mit einer Reibe fein raspeln. Zwiebeln und Knoblauch schälen und würfeln.

3. Margarine, Zwiebeln und Knoblauch in eine Pfanne geben und kurz andünsten. Mit Rotwein ablöschen und für weitere 3-5 Minuten dünsten.

4. Gemüsebrühe, geriebene Karotte und Knollensellerie hinzugeben und nochmals 5 Minuten dünsten.

5. Passierte Tomaten, Tomatenmark, Thymian, Oregano, Basilikum, Paprikapulver, sowie Rauchsalz und Pfeffer hinzugeben. Temperatur reduzieren und unter gelegentlichem Rühren für ca. 30 Minuten köcheln lassen. In der Zwischenzeit Pasta nach Packungsanleitung kochen.

6. Die gekochten roten Linsen zu der Soße geben und vorsichtig unterheben. Ca. 2 Minuten köcheln lassen.

7. Pasta auf 4 Teller verteilen. Die Soße darüber geben und mit Basilikum und Pflanzenparmesan bestreuen.

Alternative: Rote Linsen durch 150 g fein zerbröseltes Räuchertofu oder Rinder-Hackfleisch ersetzen oder zusätzlich hinzufügen. Tofu / Hackfleisch im dritten Arbeitsschritt mit anbraten.

Alternative: Statt Pflanzenparmesan passt auch geriebener Väse (Rezept S. 27) geschmacklich gut dazu. Natürlich kann auch klassischer Parmesan, geriebener Mozzarella oder Burrata verwendet werden.

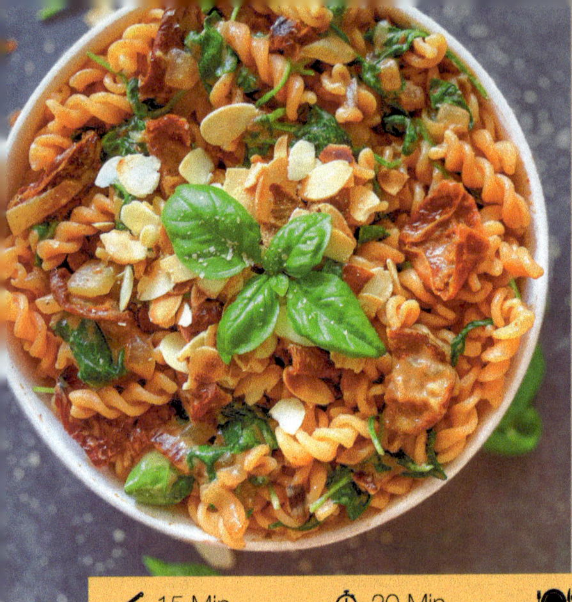

RED ALMOND PASTA

ZUTATEN:

- 400 g rote Linsen Pasta *(oder Pasta nach Wahl)*
- 30 g Mandelblättchen
- 60 g Mandelmus
- 80 g getrocknete Tomaten
- 200 g Babyspinat
- 250 ml Nudelwasser
- 1 Zwiebel
- 1 Knoblauchzehe
- 200 ml Gemüsebrühe
- 1 Prise Muskatnuss
- Salz & Pfeffer
- Handvoll Basilikum

15 Min. | 20 Min. | 4 Portionen | 515 pro Portion

Rote Linsen Pasta in Mandel-Spinat Soße mit getrockneten Tomaten

1. Zwiebel, Knoblauch und getrocknete Tomate würfeln. In einer hohen Pfanne oder einem Topf Gemüsebrühe erhitzen und die gewürfelten Zutaten hinzufügen. Für ca. 10 Minuten auf mittlerer Temperatur dünsten.
2. In der Zwischenzeit Pasta kochen. Beim Abgießen ca. 150 ml Nudelwasser auffangen.
3. Babyspinat, Mandelmus, aufgefangenes Nudelwasser, Pfeffer und Salz zu der Zwiebel-Tomaten Mischung in die Pfanne geben und gründlich verrühren. Für 3-5 Minuten köcheln lassen.
4. Die Pasta auf 4 Teller verteilen und die Soße darüber geben. Mit Mandelblättchen und Basilikum garnieren.

Koch-Tipp: Röste die Mandelblättchen vor dem servieren kurz in einer Pfanne ohne Fett goldbraun an. Dadurch entsteht ein intensiveres Aroma.

Alternative: Toppe die Pasta mit Rinderstreifen. Dafür 2 Rinderfilets (je 180 g) in einer Pfanne von beiden Seiten für 1 Minute scharf anbraten. Anschließend in Alufolie einwickeln und für 10 Minuten im Ofen bei 200 Grad medium garen. Daraufhin das Fleisch für 5 Minuten in der Alufolie ruhen lassen. Rind anschließend in feine Streifen schneiden und auf die 4 Bowls aufteilen.

JOIN THE HEALTHY BUNS

Burger: Gesund, vollwertig, pflanzlich und purer Genuss...

[...Ein Burger ohne Fleisch und Käse muss nicht Verzicht heißen. Ganz im Gegenteil, denn mit leckeren und vollwertigen pflanzlichen Alternativen wird das Burger Essen nicht mehr zur „Sünde“, sondern zu einer gesunden Mahlzeit voller wertvoller Nährstoffe.

Damit dies auch gelingt, kann als erstes das klassische Weizen-Burgerbrötchen aus der Tüte durch eine vollwertigere Variante ausgetauscht werden. Wie z.B. ein Vollkorn-Burgerbun oder ein normales Vollkornbrötchen.

Als Beilage passen z.B. die Süßkartoffel Wedges von S. 82 oder eins der Salatrezepte. Der Burger ist aber schon so voller Nährstoffe, dass eine Beilage nicht unbedingt notwendig ist und der Burger für sich alleine als vollwertige Mahlzeit ausreicht.

Eine Vielzahl von verschiedenen Dip-Rezepten findest du ab S. 97
Tipp: Bereite nur die Burger-Patties zu und nutze diese als Salatbeilage.]

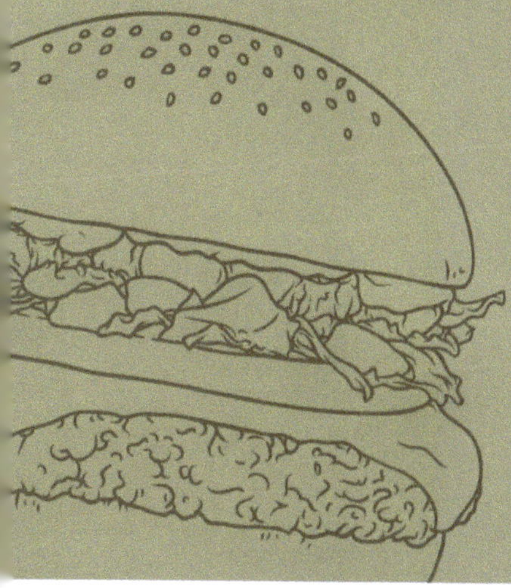

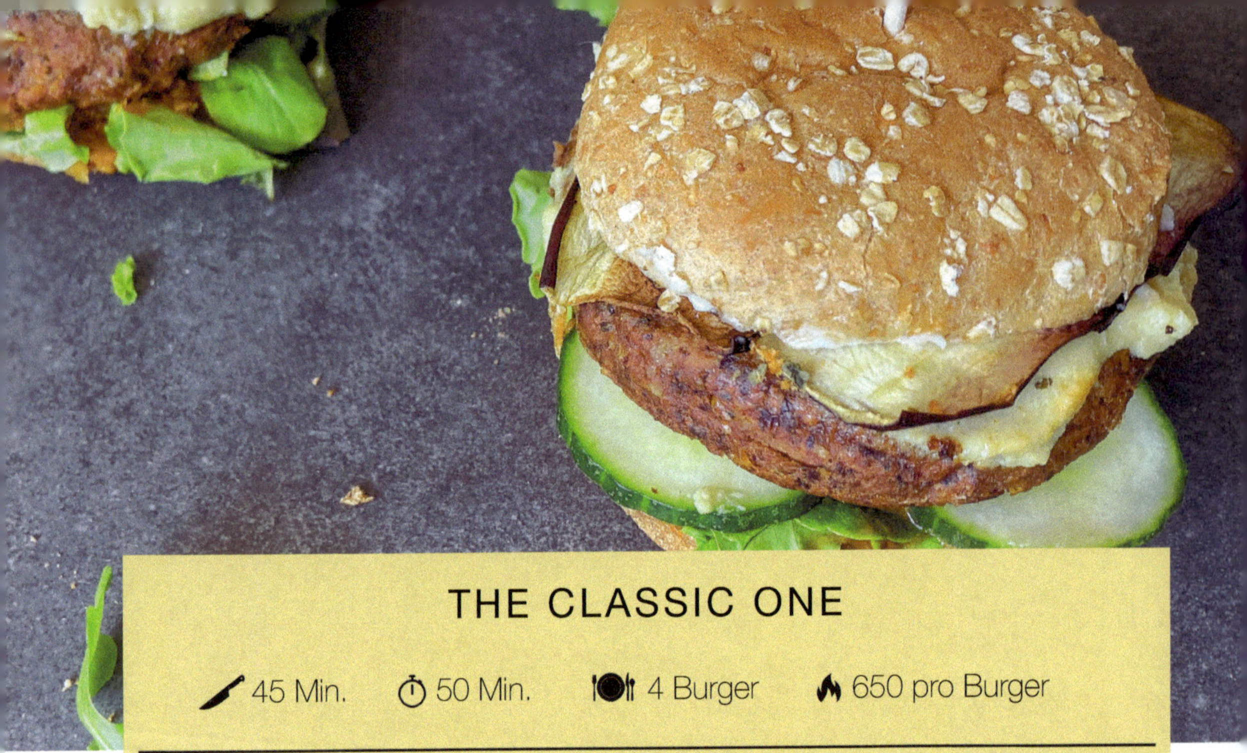

THE CLASSIC ONE

45 Min. 50 Min. 4 Burger 650 pro Burger

Burger mit Bohnen-Patty, Aubergine, Gurke, Väse, Salat & Tomaten-Relish

ZUTATEN:

- 4 Burgerbrötchen
- 1 Aubergine
- 1 TL Paprikapulver edelsüß
- 1 TL getrockneter Basilikum
- 1/4 TL Pfeffer
- 30 g Salatblätter nach Wahl
- 1/4 Salatgurke oder 2 Essiggurken
- 4 Scheiben Väse (Rezept S. 27)
- 4 EL Tomaten-Relish (Rezept S. 106)

PATTIES:

- 1 Zwiebel
- 80 ml Gemüsebrühe
- 200 g Kidneybohnen
- 200 g schwarze Bohnen
- 30 g Haferflocken (zart)
- 50 g Vollkornmehl
- 2 EL Leinsamen (geschrotet)
- 2 TL geräuchertes Paprikapulver
- 2 EL Tomatenmark
- 2 EL gehackte Petersilie
- Salz & Pfeffer

KÜCHENUTENSILIEN: Pfanne, Backblech, Dauerbackfolie (Backpapier), Standmixer / Handmixer

1. Zwiebel würfeln. Eine Pfanne mit 100 ml Wasser und 1/2 TL Gemüsebrühe erhitzen. Die Zwiebeln hinzugeben und für 5 Minuten dünsten.

2. Zwiebelmischung, gründlich abgetropfte Kidneybohnen, schwarze Bohnen, Haferflocken, Mehl, Leinsamen, geräuchertes Paprikapulver, Tomatenmark, gehackte Petersilie, Pfeffer und Salz nach Geschmack in einen Standmixer geben und zu einer feinen Masse pürieren. Die Masse in eine Schale umfüllen und den Teig für ca. 30 Minuten im Kühlschrank quellen lassen.

3. Ofen auf 200 Grad vorheizen, ein Backblech mit Dauerbackfolie auslegen und dünn mit Öl bepinseln. Eine Knoblauchzehe mit dem Messer zerdrücken und auf das Backblech legen.

4. Aubergine in feine Scheiben schneiden und auf das vorbereitete Backblech geben. Mit Paprikapulver, Pfeffer und Basilikum bestreuen und für 20 Minuten backen.

5. Burgerbrötchen aufschneiden und die Innenseiten kurz toasten. Auf die Unterseite Tomaten-Relish streichen. Mit Salatblättern und Gurkenscheiben belegen.

6. Die Bohnenmasse aus dem Kühlschrank nehmen und auf einer bemehlten Arbeitsfläche 4 Patties daraus formen. Die Patties in einer mit Öl bepinselten Pfanne auf höchster Stufe für 3-5 Minuten von jeder Seite goldbraun braten. Nach dem Wenden jeweils eine Scheibe Väse auf die Patties legen.

7. Die fertigen Patties auf den Burger legen. Die geschmorten Auberginen-Scheiben darauf legen, mit dem Deckel schließen und servieren

Alternative: Der selbstgemachte Väse kann z.B. gut durch Bergkäse oder einen anderen Käse deiner Wahl ausgetauscht werden. Die Burger können zusätzlich mit je einem Spiegelei belegt werden.

Koch-Tipp: Falls kein Standmixer vorhanden ist, können die Zutaten alternativ auch mit einem Handmixer vermengt werden. Allerdings wird der Pattie-Teig dann etwas „gröber“.

Koch-Tipp: Falls der Pattie-Teig zu matschig zum Verarbeiten ist, kann esslöffelweise Mehl in den Teig eingearbeitet werden.

Koch-Tipp: Wer eine „Augenpfanne“ zuhause hat kann diese nutzen, um die Patties zu braten. So erhalten die Patties eine gleichmäßig runde und flache Form.

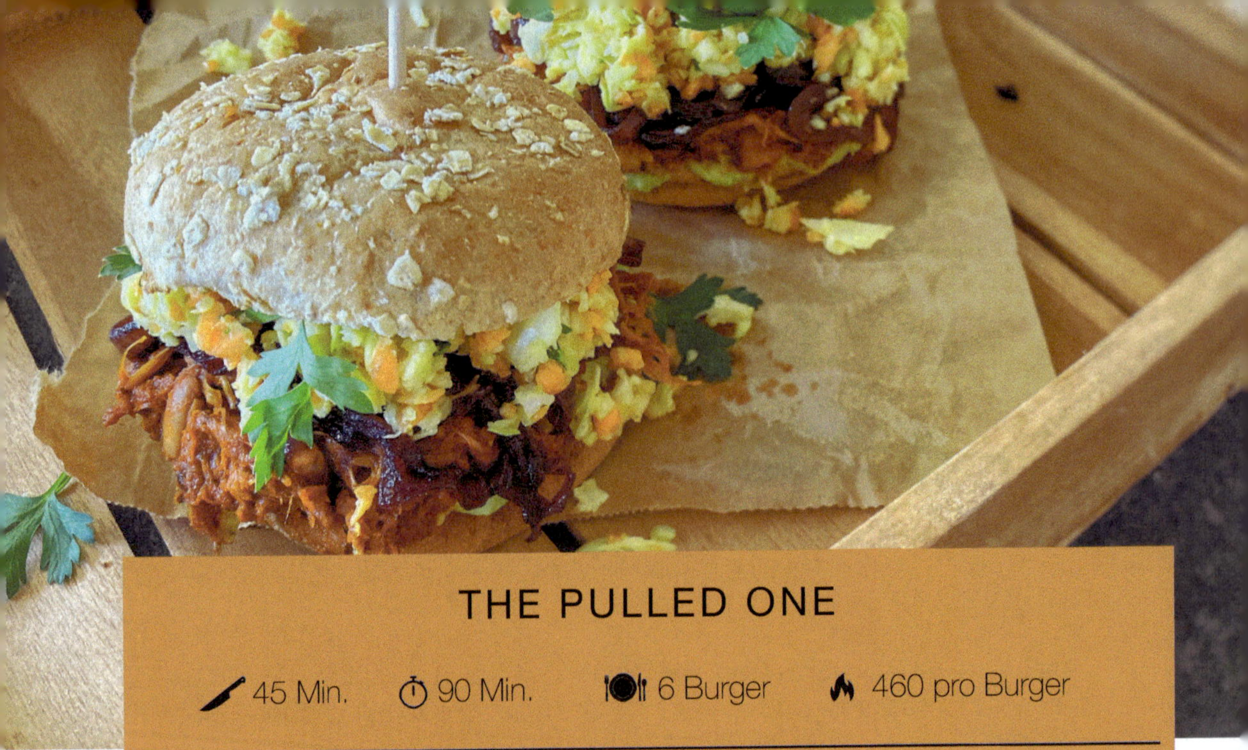

THE PULLED ONE

45 Min. 90 Min. 6 Burger 460 pro Burger

Pulled Jackfruit Burger mit karamellisierten Zwiebeln, Cole Slaw, Petersilie & Avocado-Creme

ZUTATEN:

- 6 Burgerbrötchen
- 6 EL Avocadocreme (Rezept S. 99)
- 1/2 Bund Petersilie
- 5 Rote Zwiebeln
- 180 ml Rotwein
- 1 TL Thymian
- 1 EL Dattelsirup
- 300 g Weißkohl
- 120 g Karotte

DRESSING:

- 70 g Pflanzenjoghurt
- 2 TL Senf
- 1TL Mandelmus
- 1 TL Ahornsirup
- 1 EL Apfelessig
- Salz & Pfeffer

PATTIES:

- 400 g Jackfruit (abgetropft)
- 2 Knoblauchzehen
- 300 g passierte Tomaten
- 40 ml Whiskey | Gemüsebrühe
- 2 EL Tomatenmark
- 2 EL Dattelsirup
- 3 EL Sojasoße
- 1 TL geräuchertes Paprikapulver
- 1 TL Paprika edelsüß
- 2 TL getrocknete Kräuter nach Wahl (z.B. Basilikum)
- 3 Prisen Pfeffer
- Optional: 1 TL Chili Pulver
- Salz nach Geschmack (oder Rauchsalz)

KÜCHENUTENSILIEN: Hohe Pfanne oder beschichteter Topf

Vorbereitung:

1. Weißkohl in feine Streifen schneiden. Karotte reiben und gemeinsam mit dem Kohl in eine große Schüssel geben.

2. Alle Dressing Zutaten in einem kleinen Glas mit einer Gabel vermengen und über den Salat geben. Den fertigen Cole Slaw für ca. 30 Minuten bei Zimmertemperatur ziehen lassen. In der Zwischenzeit mit dem Rezept fortfahren.

3. Rote Zwiebeln in Ringe schneiden. Rotwein in einer Pfanne erhitzen und die Zwiebeln mit Thymian für 3 Minuten dünsten. Dattelsirup hinzugeben, kurz karamellisieren und anschließend vom Herd nehmen.

4. Burgerbrötchen aufschneiden und die Innenseiten kurz toasten. Auf die Unterseite Avocado Creme streichen.

Pulled Jackfruit:

5. Jackfruit abgießen und mit zwei Gabeln auseinander zupfen. Eine hohe Pfanne mit etwas Öl erhitzen und zwei gepresste Knoblauchzehen hinzugeben. Nach einer Minute die Jackfruit hinzugeben und für 10 Minuten braten.

6. Passierte Tomaten, Whiskey, Tomatenmark, Dattelpaste, Sojasoße, Paprikapulver, getrocknete Kräuter, Chili Pulver, Pfeffer und Salz zu der Jackfuit geben und gründlich verrühren. Alles kurz aufkochen lassen. Anschließend Hitze reduzieren und für 25-30 Minuten köcheln lassen.

7. Die fertige pulled Jackfruit auf den Burger legen. Die karamellisierten Zwiebeln und etwas Cole Slaw darauf verteilen. Mit ein paar Blättern Petersilie oder alternativ mit Koriander belegen. Den Burgerdeckel aufsetzen und servieren.

Alternative: Tausche den Pflanzenjoghurt im Dressing für den Cole Slaw z.B. durch Schmand oder griechischen Joghurt aus.

Info: Jackfruit oder Jack Frucht ist meist bei den Obst-Konserven im Supermarkt zu finden. Entweder im Glas oder in der Dose. Jackfruit ist reich an Nährstoffen. Sie liefert Eisen, Zink, Kupfer Kalium, Calcium, Magnesium, B-Vitamine und Ballaststoffe. Durch die Inhaltsstoffe wird z.B. die Blutbildung gefördert und das Nervensystem unterstützt, weshalb sie auch in Deutschland zu einer immer beliebteren Fleischalternative wird.

Tipp: Übrig gebliebener Cole Slaw kann am nächsten Tag als Salat-Beilage verzehrt werden.

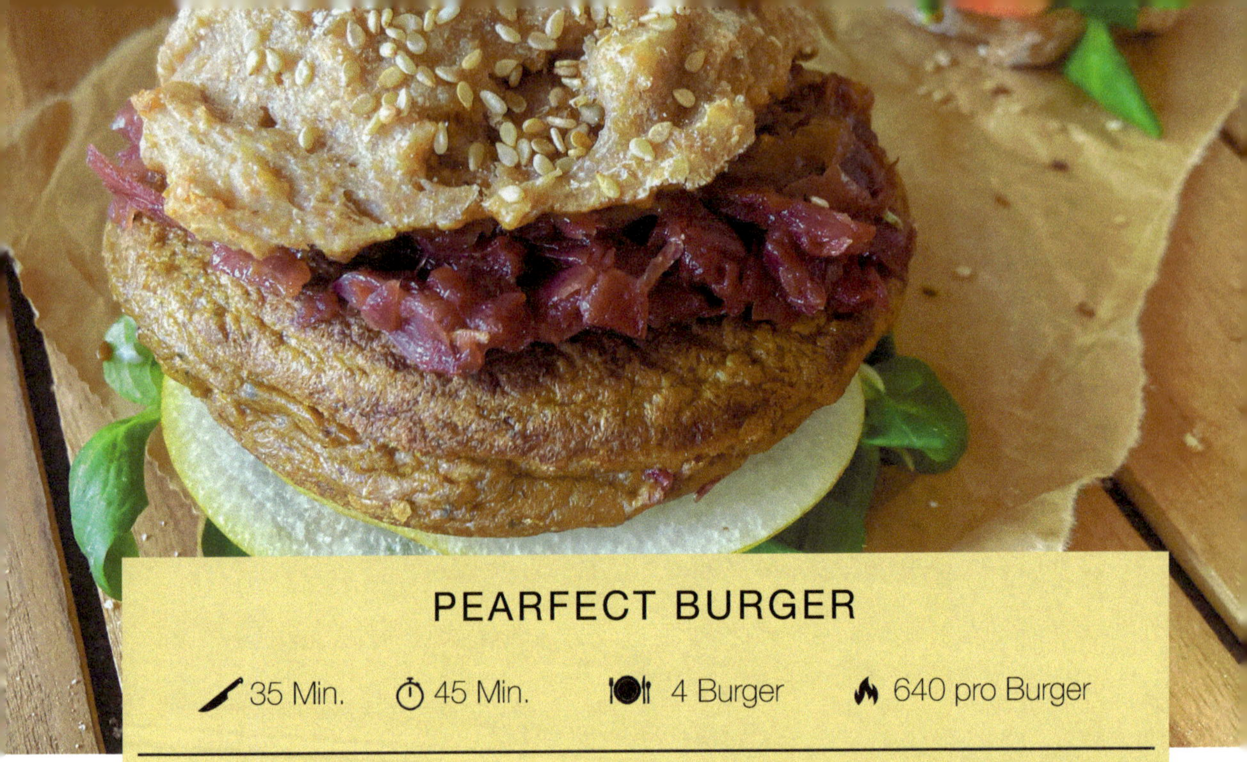

PEARFECT BURGER

35 Min. 45 Min. 4 Burger 640 pro Burger

Burger mit Walnuss-Pilz-Patty, Birne, karamellisierten Zwiebeln, Feldsalat, Avocadocreme & Feigensenf

ZUTATEN:

- 4 Burgerbrötchen
- 4 EL Avocadocreme (Rezept S. 99)
- 4 TL Feigensenf (Rezept S. 103)
- 50 g Feldsalat
- 6 Rotel Zwiebeln
- 90 g Rotwein
- 1 EL Dattelsirup
- 1 TL Thymian
- 1 Birne

PATTIES:

- 80 g Walnüsse
- 100 g Haferflocken (zart)
- 100 g weiße Bohnen
- 300 g Pilze
- 180 ml Gemüsebrühe
- 1 Knoblauchzehe
- 2 TL geräuchertes Paprikapulver
- 1 TL Oregano
- 1/2 Bund Petersilie
- Salz & Pfeffer

KÜCHENUTENSILIEN: Pfanne, Standmixer

1. Gemüsebrühe in einer Pfanne erhitzen. Geviertelte Pilze und Knoblauchzehe für 5 Minuten darin andünsten. Pilze in der Pfanne abkühlen lassen. Petersilie mit dem Messer grob hacken.

2. Walnüsse und Haferflocken in einen Standmixer geben und auf höchster Stufe für ca. 20 Sekunden fein mahlen. Die abgekühlten Pilze samt Gar-Flüssigkeit, weiße Bohnen, gehackte Petersilie, geräuchertes Paprikapulver, Oregano, Pfeffer und Salz in den Mixbehälter geben und zu einer glatten Masse pürieren. Bohnenteig in eine Schüssel umfüllen und im Kühlschrank für ca. 30 Minuten quellen lassen. In der Zwischenzeit mit dem Rezept fortfahren.

3. Birne in dünne Scheiben schneiden und beiseite stellen. Rote Zwiebeln in Ringe schneiden. Eine Pfanne mit Rotwein erhitzen und die roten Zwiebeln mit Thymian für 5 Minuten glasig dünsten. Dattelsirup hinzugeben und nach ca. 1 Minute vom Herd nehmen.

4. Burgerbrötchen aufschneiden und die Innenseiten kurz toasten. Die unteren Brot-Hälften mit Avocadocreme bestreichen. Feldsalat und Birnenscheiben darauf legen. Die obere Brot-Hälfte mit etwas Feigensenf bestreichen.

5. Den Patty-Teig aus dem Kühlschrank nehmen und mit bemehlten Händen 4-5 Patties daraus formen. Die Patties in einer mit Öl bepinselten Pfanne auf höchster Stufe für 3-5 Minuten von jeder Seite goldbraun braten.

6. Die fertigen Patties auf den Burger legen. Die karamellisierten Zwiebeln darauf verteilen, den Burgerdeckel aufsetzen und servieren.

<u>Alternativen</u>: Birne durch frische Feigen-Scheiben austauschen | Feldsalat durch Kohl-Blätter austauschen | Den Thymian in der Zwiebelmischung durch Rosmarin austauschen.

<u>Vorrats-Tipp:</u> Das Walnuss-Pattie schmeckt auch noch am nächsten Tag kalt gut als „Frikadellen-Brötchen".

<u>Koch-Tipp</u>: Wer eine „Augenpfanne" zuhause hat, kann diese nutzen, um die Patties zu braten. So erhalten die Patties eine gleichmäßig runde und flache Form.

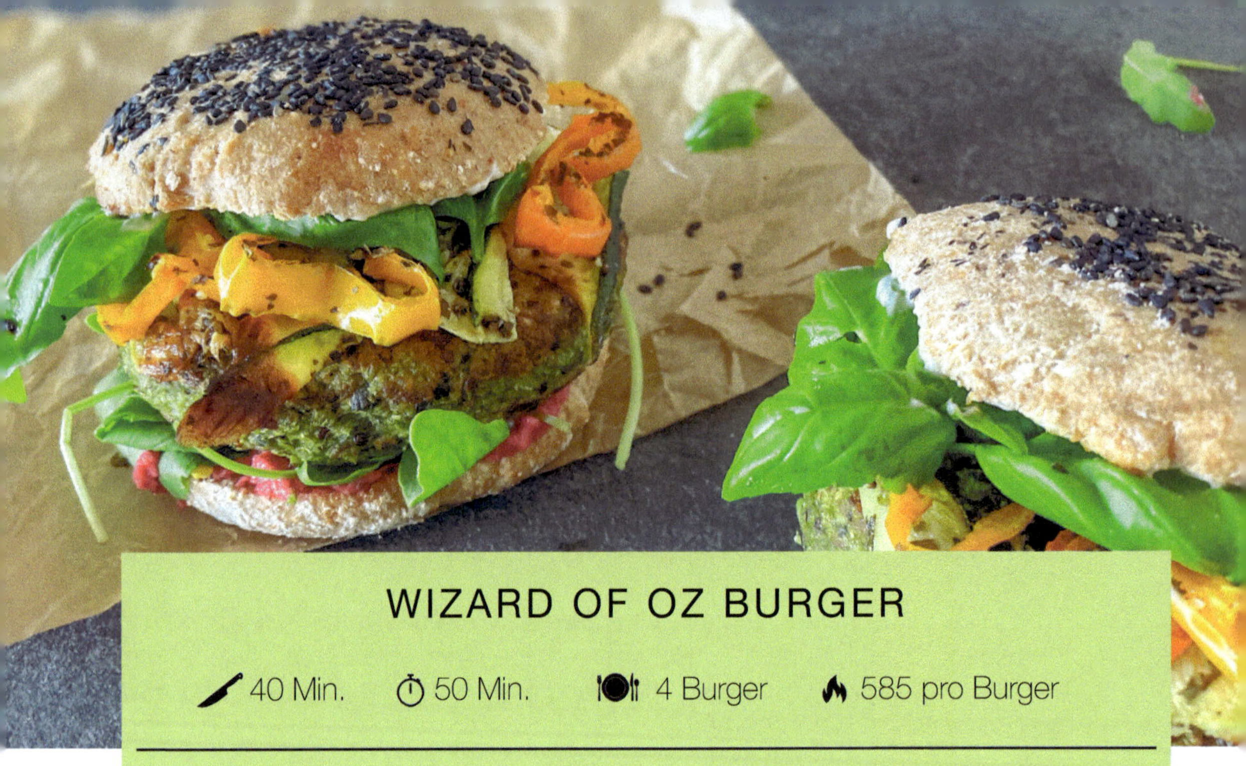

WIZARD OF OZ BURGER

40 Min. 50 Min. 4 Burger 585 pro Burger

Burger mit Erbsen-Quinoa-Patty, Basilikum, Zucchini, gelber Paprika, Rucola & Rote Beete Hummus

ZUTATEN:

- 4 Burgerbrötchen
- 4 EL Rote Beete Hummus (Rezept S. 101)
- 4 EL Avocado-Creme (Rezept S. 99)
- 1 Zucchini
- 1 gelbe Paprika
- 50 g Rucola
- Handvoll Basilikum
- 2 Stängel frischer Thymian

PATTIES:

- 1 Zwiebel
- 2 Knoblauchzehen
- 220 g Erbsen
- 100 g Quinoa
- 2 EL Leinsamen (geschrotet)
- 1½ EL Flohsamenschalen
- 1 TL Gemüsebrühe
- 1/2 Bund Basilikum
- 1 TL Matcha Pulver
- 1 EL Maisstärke
- Optional: 1 TL Spirulina Pulver
- 100 g Lauch
- 1 EL Mandelmus
- Salz & Pfeffer

KÜCHENUTENSILIEN: Pfanne, Backblech, Dauerbackfolie (Backpapier), Standmixer / Handmixer

1. Quinoa, Erbsen, Zwiebel (gewürfelt) und Lauch (in Ringe geschnitten) in einen Kochtopf geben, mit 800 ml kochendem Wasser übergießen und auf den Herd stellen. Für 10 Minuten auf höchster Stufe köcheln lassen. Anschließend durch ein Sieb abgießen und abkühlen lassen.

2. Ofen auf 200 Grad vorheizen, ein Backblech mit Dauerbackfolie auslegen und dünn mit Öl bepinseln.

3. Zucchini in Scheiben, Paprika in Ringe schneiden und auf dem vorbereiteten Backblech verteilen. Mit abgezupften Thymian und etwas Pfeffer bestreuen. Für 20 Minuten im Ofen backen.

4. Die abgekühlte Quinoa-Gemüse Mischung in einen Standmixer geben. Leinsamen, Flohsamenschalen, Maisstärke, Matcha, Spirulina, Gemüsebrühe, gehackten Basilikum, Mandelmus, Pfeffer und Salz hinzugeben. Zutaten zu einem Teig pürieren.

5. Burgerbrötchen aufschneiden und die Innenseiten kurz toasten. Auf die Unterseite rote Beete Hummus streichen und anschließend mit Rucola belegen. Die Oberseite mit Avocado-Creme bestreichen und mit ganzen Basilikumblättern belegen.

6. Eine Pfanne mit etwas Öl erhitzen. Den Patty-Teig mit zwei Esslöffeln in die Pfanne geben und zu vier runden Patties formen. Patties von jeder Seite für 4-5 Minuten goldbraun anbraten.

7. Die fertigen Patties auf den Burger legen. Die Paprika-Ringe und Zucchini-Scheiben darauf legen, mit dem Deckel schließen und servieren.

Alternative: Tausche den Quinoa z.B. durch Hirse, Amaranth oder Couscous aus.

Koch-Tipp: Wer eine „Augenpfanne“ zuhause hat, kann diese nutzen, um die Patties zu braten. So erhalten die Patties eine gleichmäßig runde und flache Form.

Info: Wissenswertes zu Matcha Pulver und Spirulina Pulver kannst du auf S. 39 lesen. Wenn du mehr über Flohsamenschalen erfahren möchtest, kannst du den QR-Code scannen.

FOOD MILE

Rezept-Reise durch die Welt...

["Essen ist ein Bedürfnis. - Genießen ist eine Kunst."]

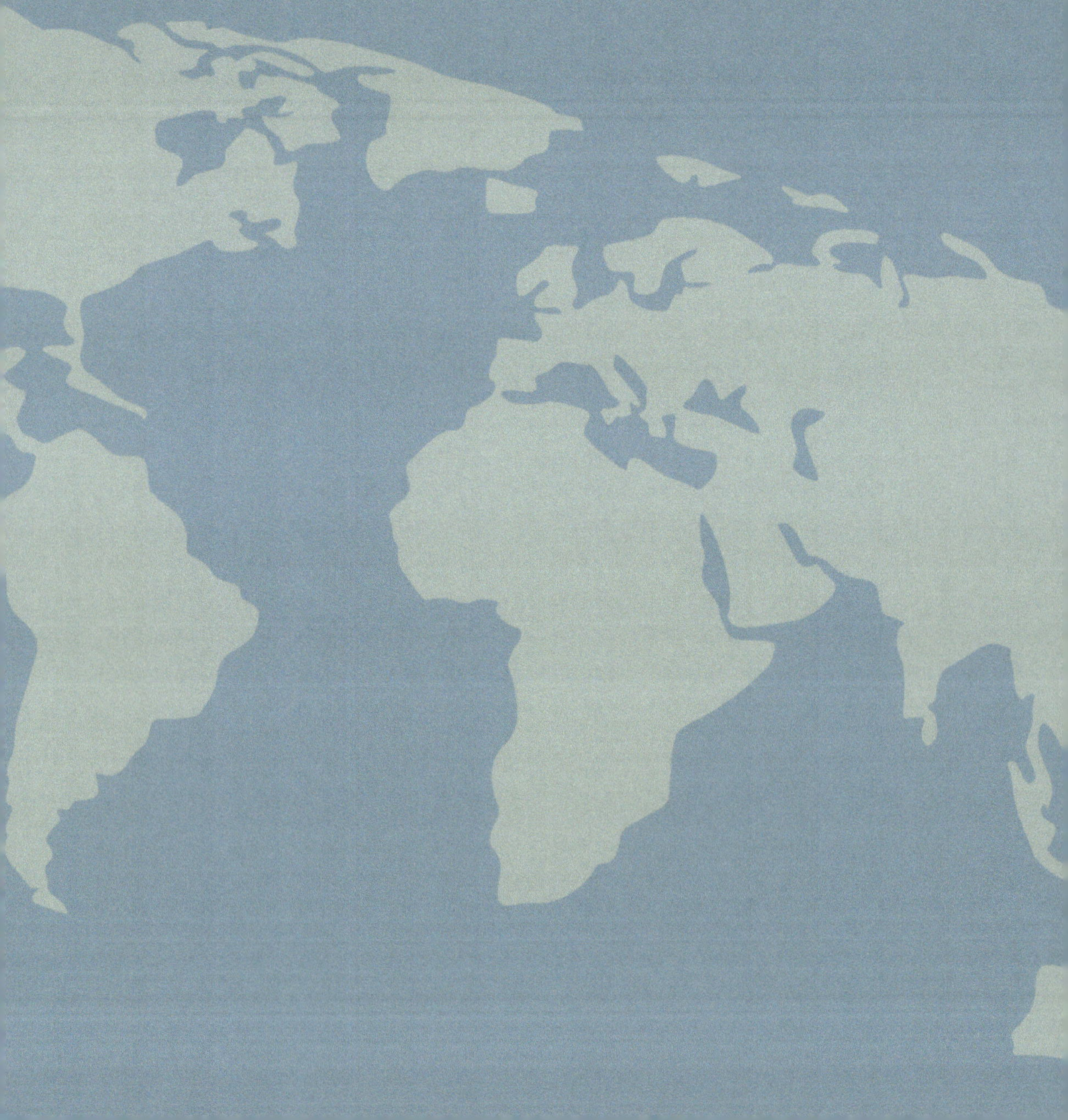

RED & WHITE POT

ZUTATEN:

- 2 Dosen weiße Riesenbohnen (500 g Abtropfgewicht)
- 300 g Paprika
- 200 g Blumenkohl
- 1 Zwiebel
- 1 Knoblauchzehe
- 1 EL pflanzliche Margarine
- 1 Dose gehackte Tomaten (400g)
- 40 g Tomatenmark
- 2 TL Majoran
- 1 TL Basilikum
- 1 TL Gemüsebrühe
- 1 TL Paprikapulver
- 1/2 TL Pfeffer
- Salz nach Geschmack
- 4 EL gehackte Petersilie

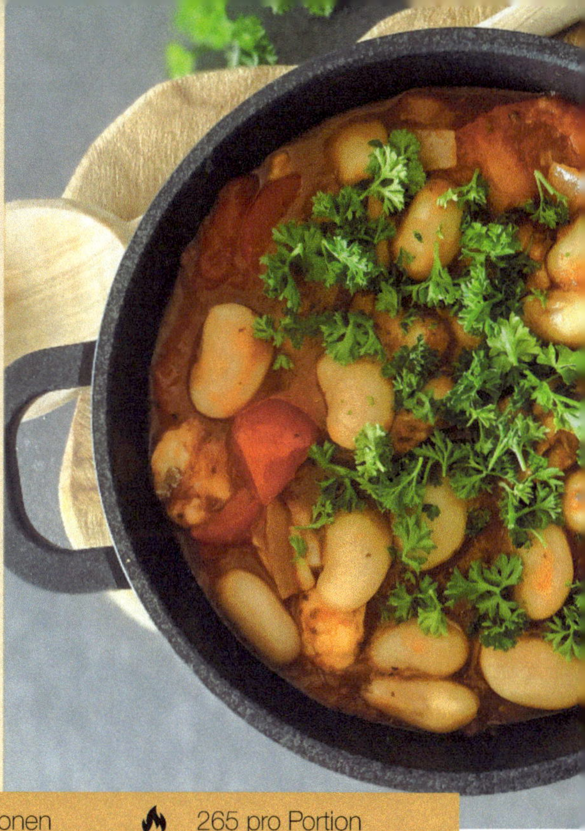

20 Min. | 30 Min. | 4 Portionen | 265 pro Portion

Heißes Tomaten-Bohnen Töpfchen

1. Paprika in Streifen schneiden. Blumenkohl in Röschen schneiden. Weiße Bohnen abtropfen lassen. 350 ml lauwarmes Wasser mit 1 TL Gemüsebrühe anrühren.
2. Zwiebel und Knoblauch fein würfeln und in einem großen Topf mit Margarine für 3 Minuten andünsten. Tomatenmark und Paprika-Streifen hinzugeben und für ca. 2 Minuten weiter dünsten.
3. Mit Gemüsebrühe ablöschen. Hitze reduzieren. Gehackte Tomaten, Blumenkohl, Majoran, Basilikum, Paprikapulver und Pfeffer unterrühren und für 20 Minuten unter gelegentlichem Rühren köcheln lassen.
4. Die abgetropften Bohnen hinzugeben und für 5 Minuten weiter köcheln lassen. Mit Salz abschmecken.
5. Den fertigen Tomaten-Bohneneintopf auf 4 tiefe Teller aufteilen, mit gehackter Petersilie garnieren und servieren. Optional geröstete Brotscheiben oder Naanbrote (Rezept S. 20) dazu reichen.

Alternative: Füge 250 g Hähnchenbrust hinzu. Dafür Hähnchen waschen, trocken tupfen und in kleine Würfel schneiden. Die Würfel im zweiten Arbeitsschritt gemeinsam mit den Zwiebeln anbraten.

Gewürz-Tipp: Probiere verschiedene Paprika-Pulver Sorten aus wie z.B. edelsüß, rosenscharf oder geräuchertes Paprikapulver und verändere so den Geschmack des Eintopfs. Experimentiere auch mit unterschiedlichen Kräutern wie Oregano oder Thymian und finde deine individuelle Lieblings-Gewürz Mischung.

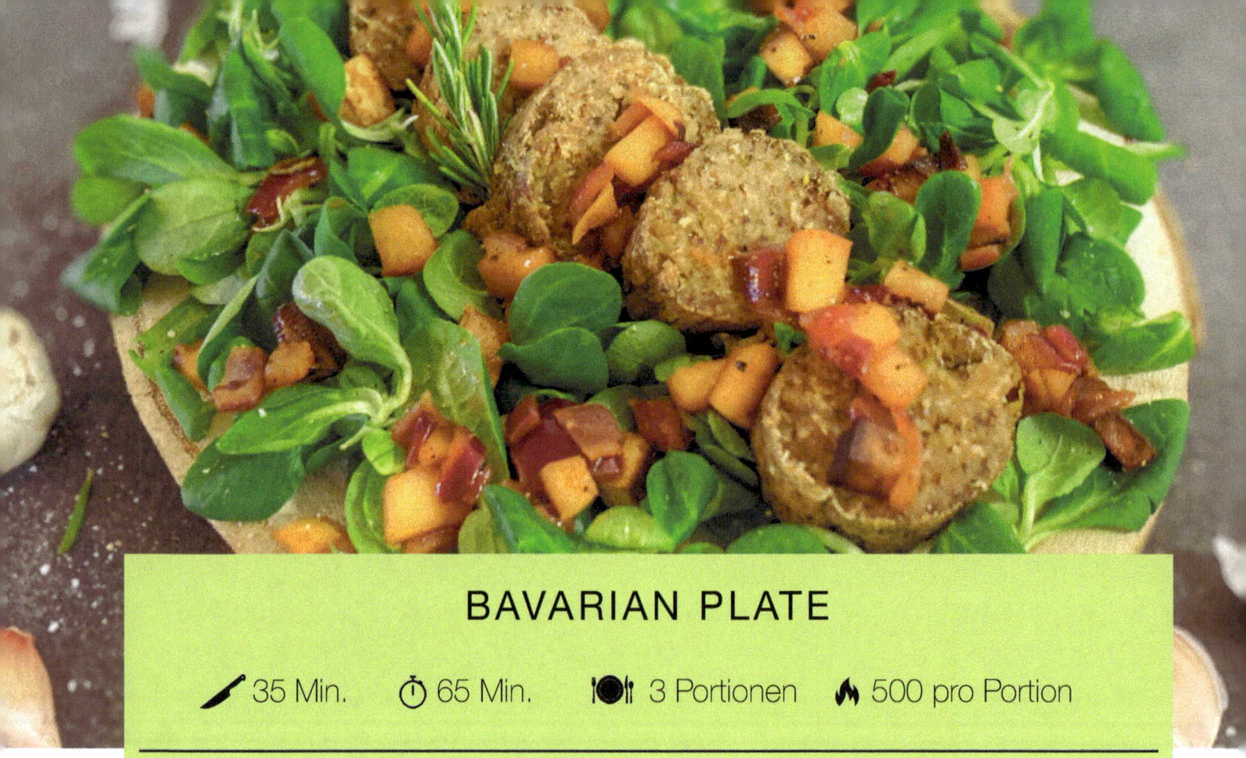

BAVARIAN PLATE

35 Min. | 65 Min. | 3 Portionen | 500 pro Portion

Knödel-Scheiben auf Feldsalat mit Räuchertofu & Apfelsplitter

ZUTATEN:

- 150 g Feldsalat
- 1 Knoblauchzehe
- 100 g Zwiebel (gelb)
- 100 ml Gemüsebrühe
- 200 g Zwiebel (rot)
- 150 g Räuchertofu
- 1 Apfel
- 100 g Pflanzendrink
- 220 g altes Vollkornbrot
- 30 g Haferflocken (zart)
- 2 EL Leinsamen (geschrotet)
- 1/2 Bund Petersilie
- 1/2 TL Pfeffer
- 1/4 TL Muskatnuss
- 1 TL Paprikapulver (geräuchert)
- 1 TL Rosmarin

DRESSING:

- 1 EL pflanzliche Margarine
- 40 g Apfelessig
- 1 TL Dattelsirup
- 1 EL Zitronensaft

KÜCHENUTENSILIEN: Pfanne, Backblech, Dauerbackfolie (Backpapier), Standmixer / Handmixer

1. Backofen auf 200 Grad vorheizen. Ein Backblech mit Dauerbackfolie belegen und dünn mit Öl bepinseln. Ein Backrost mit Dauerbackfolie belegen.
2. Gelbe Zwiebel und Knoblauch fein würfeln und gemeinsam mit der Gemüsebrühe in einer Pfanne andünsten, bis die Gemüsebrühe verdampft ist. Anschließend vom Herd nehmen.
3. Haferflocken, Leinsamen und altes Brot in Stücken in einen Standmixer geben und zerkleinern. Brotmischung in eine große Rührschüssel umfüllen.
4. Gebratene Zwiebeln, einen halben Bund fein gehackte Petersilie, Pflanzendrink, Pfeffer und Muskatnuss zu der Brotmischung hinzugeben. Zutaten mit einem Handmixer zu einem Teig verkneten.
5. Zwei Bahnen Alufolie ausrollen und dünn mit Öl bepinseln. Den Teig auf die beiden Alufolie-Bahnen aufteilen und jeweils zu einer länglichen Rolle aufrollen. Die überschüssigen Alufolie-Enden wie bei Bonbons eindrehen. Knödel-Rollen auf das vorbereitete Backrost legen und im Ofen für 35-40 Minuten backen. In der Zwischenzeit mit dem Rezept fortfahren.
6. Räuchertofu abtropfen lassen und mit einem Küchentuch trocken tupfen. In kleine Würfel schneiden und auf das vorbereite Backblech geben. Mit Paprikapulver bestreuen und im Ofen für 20-25 Minuten unter gelegentlichem Wenden knusprig backen.
7. Rote Zwiebel und Apfel würfeln. Die Apfelwürfel in ein Pfanne ohne Fett geben und für 5 Minuten von allen Seiten goldbraun anbraten. Margarine, rote Zwiebeln und Rosmarin hinzugeben und die Zwiebeln glasig braten. Mit Apfelessig und Zitronensaft ablöschen. Dattelsirup hinzugeben, kurz vermischen und vom Herd nehmen. Die gebackenen Tofu-Würfel unterheben.
8. Feldsalat auf 3 Teller geben. Die Knödel aus dem Ofen nehmen und aus der Alufolie auswickeln. Die Rollen jeweils in 7-8 Scheiben schneiden und auf die Teller aufteilen. Die Apfel-Zwiebel-Tofu Mischung auf den Knödeln und dem Feldsalat verteilen und servieren.

Alternativen: Tausche das Räuchertofu durch 150 g Bacon-Würfel aus. Brate diese in einer Pfanne ohne die Zugabe von Fett für 5-10 Minuten knusprig an.

Ersetze den Pflanzendrink 1:1 durch normale Milch.

Die Leinsamen können durch ein Ei ausgetauscht werden. Dafür im dritten Arbeitsschritt die Leinsamen weglassen und im vierten Arbeitsschritt das Ei mit in den Teig verkneten.

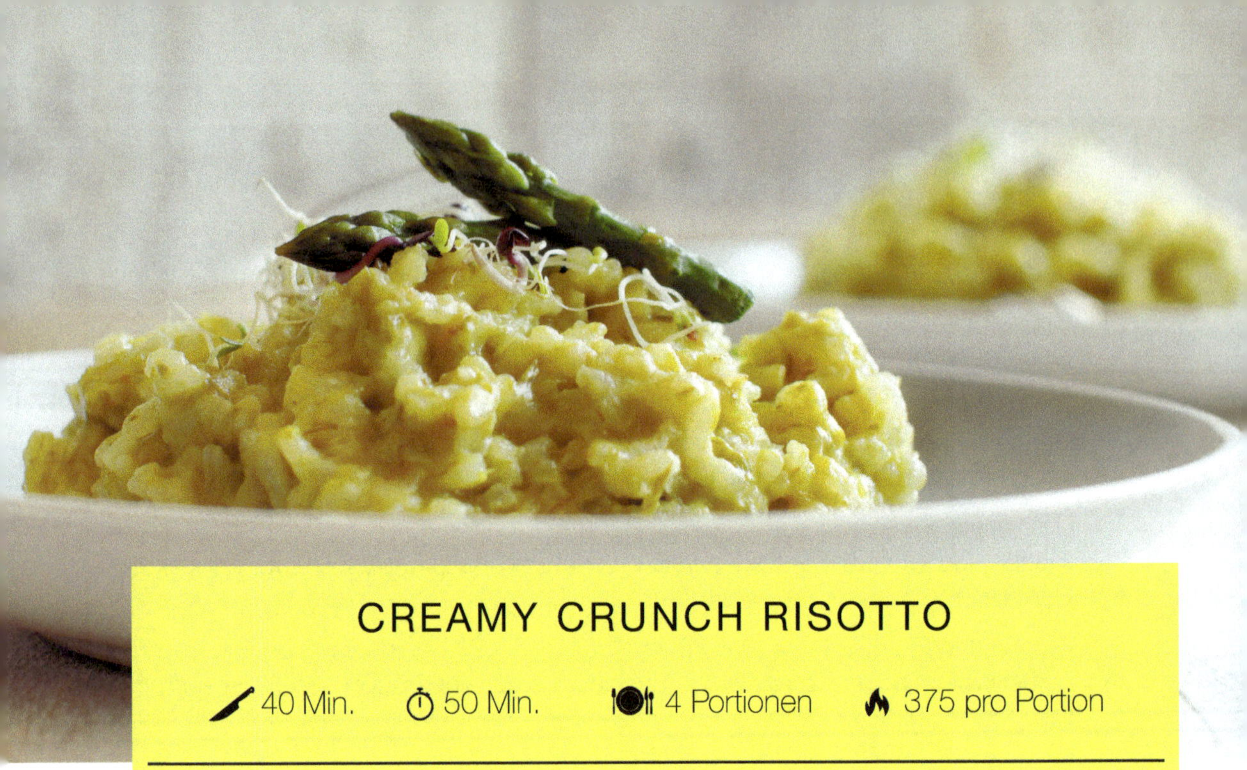

CREAMY CRUNCH RISOTTO

40 Min. | 50 Min. | 4 Portionen | 375 pro Portion

Cremiges Walnuss Risotto mit grünem Spargel, Pilzen und Tofu-Würfeln

ZUTATEN:

- 180 g Risotto Reis oder brauner Reis
- 1 EL pflanzliche Margarine
- 120 g Räuchertofu
- 400 g grüner Spargel
- 400 g Pilze
- 1 Zwiebel
- 2 Knoblauchzehe
- Saft einer halben Zitrone
- 50 g Walnüsse
- 1/2 Bund Basilikum
- 100 ml Gemüsebrühe
- 1 TL Paprikapulver (geräuchert)
- 1 TL Basilikum
- 1/2 TL Pfeffer
- 2 EL Hefeflocken
- 1 TL Zitronenschalen-Abrieb
- Salz nach Geschmack

KÜCHENUTENSILIEN: Backblech, Dauerbackfolie (Backpapier), Kochtopf

1. Walnüsse und Basilikum mit dem Messer hacken. Zitronenschale abreiben und eine halbe Zitrone auspressen. Zwiebel fein würfeln. 100 ml warmes Wasser mit 1 TL Gemüsebrühe anrühren. Alles beiseite stellen.

2. Backofen auf 200 Grad vorheizen, 2 Backbleche mit Dauerbackfolie auslegen und dünn mit Öl bepinseln und jeweils eine zerdrückte Knoblauchzehe darauf legen.

3. Räuchertofu abtropfen lassen und mit einem Küchentuch trocken tupfen. In kleine Würfel schneiden und auf ein Backblech geben. Mit Paprikapulver bestreuen und im Ofen für 15 Minuten knusprig backen.

4. Pilze vierteln und Spargelstangen dritteln. Gemüse auf ein Backblech geben. Mit getrocknetem Basilikum und Pfeffer würzen. Für 15-20 Minuten im Ofen backen. Gelegentlich die Zutaten auf den Blechen wenden. Wenn das Gemüse fertig ist, Ofen ausschalten aber die Bleche im Ofen lassen, um alles warm zu halten.

5. Während das Gemüse im Ofen ist, einen großen beschichteten Topf mit Margarine erhitzen. Den Risotto Reis hinzugeben und für 2 Minuten unter gelegentlichem Rühren anschwitzen. Mit Gemüsebrühe ablöschen. Gewürfelte Zwiebel hinzugeben und für 5 Minuten bei mittlere Hitze weiter dünsten. 700 ml Wasser hinzugeben und bei geringer Hitze unter häufigem Rühren für 25-30 Minuten köcheln lassen.

6. Wenn das Wasser weitestgehend verdampft ist, Zitronensaft, Zitronenschalen-Abrieb, Hefeflocken und gehackte Walnüsse unterrühren. Den Topf vom Herd nehmen und für 2 Minuten quellen lassen.

7. Fertigen Risotto Reis auf 4 Teller aufteilen. Gebackene Pilze, Spargel und knusprige Tofu-Würfel darüber geben. Mit gehacktem Basilikum bestreuen und servieren. Optional mit der Pfeffer- & Salzmühle nachwürzen.

Alternativen: Ersetze die Tofu-Würfel durch Lachs. Dafür den 3. Arbeitsschritt durch folgende Anleitung austauschen: 400 g Lachsfilet waschen, trocken tupfen und in 4 Stücke teilen. In einem kleinen Glas 15 ml Olivenöl, 1/2 TL Pfeffer, 30 ml Zitronensaft und 1 TL Zitronenschalen-Abrieb miteinander vermischen. Die Marinade sanft in den Lachs einarbeiten und für 10 Minuten ziehen lassen. Anschließend Lachs in einer Pfanne gar braten. Gebratenen Lachs auf dem Risotto verteilen und servieren.

Alternative: Ersetze die Hefeflocken durch 40 g geriebenen Parmesan.

Alternative: Verwende saisonales Gemüse und tausche Spargel und Pilze nach Geschmacks-Vorlieben aus.

Koch-Tipp: Ersetze den Risotto Reis durch Vollkornreis. Dadurch bekommt deine Mahlzeit nicht nur mehr Nährstoffe sondern auch einen leckeren, leicht nussigen Gourmet-Geschmack.

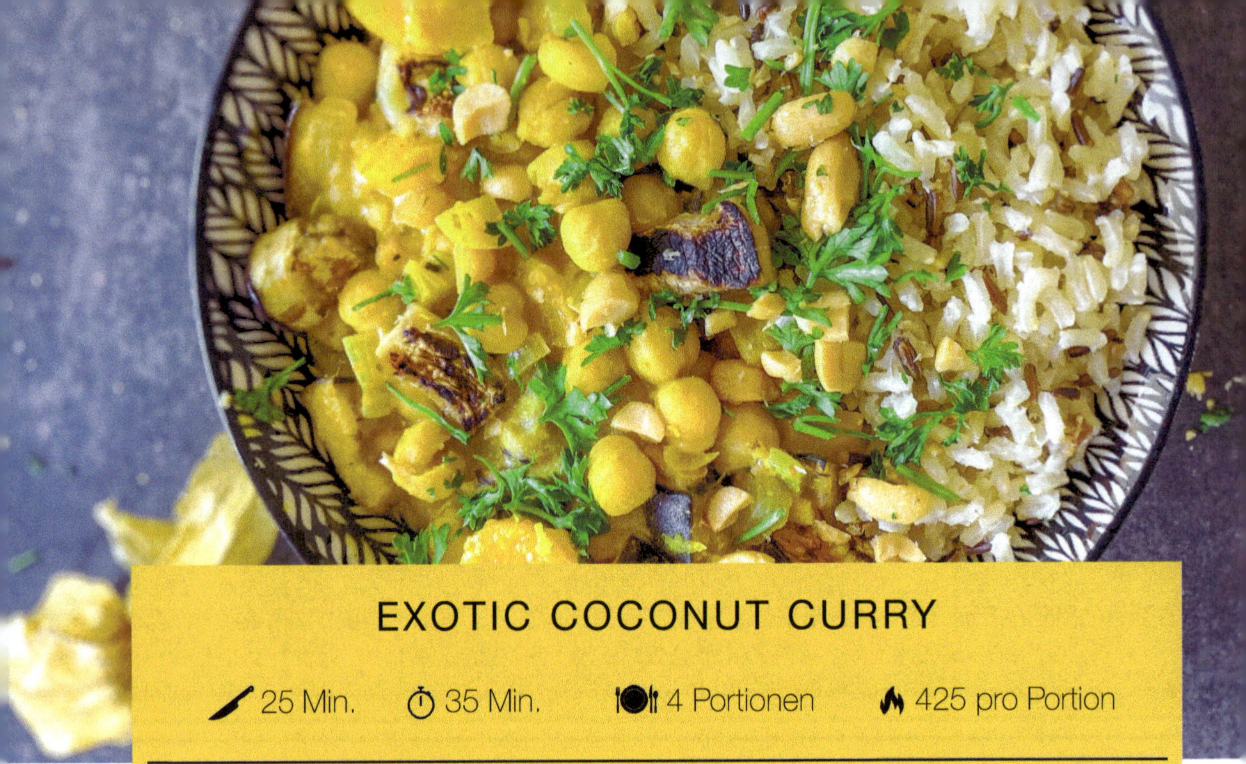

EXOTIC COCONUT CURRY

25 Min. 35 Min. 4 Portionen 425 pro Portion

Auberginen-Kokos Curry mit Physalis, Kichererbsen, Erdnüssen & Wildreis

ZUTATEN:

- 250 g Natur Wildreis
- 400 g Aubergine
- 150 g Kichererbsen (aus der Dose)
- 80 g Physalis
- 200 g Zwiebel
- 1 Knoblauchzehe
- 1 Stück Ingwer (ca. 1cm)
- 350 ml Pflanzendrink (auf Kokosnuss-Basis)
- 30 g Erdnusscreme (siehe Rezept S. 25)
- 30 g Erdnüsse
- 1/2 Bund Petersilie
- 150 ml Gemüsebrühe
- Saft einer halben Limette
- 1/2 TL Cumin
- 1 TL Kurkuma
- 2 TL Currypulver
- 2 TL Limettenschalen-Abrieb
- 1/2 TL Pfeffer
- Salz nach Geschmack

KÜCHENUTENSILIEN: 2 Kochtöpfe

1. Aubergine in Würfel schneiden. Die Würfel in einem hohen beschichteten Topf ohne Öl von allen Seiten goldbraun anbraten *(Tipp: Lässt sich am besten mit einer Gabel oder Grill-Zange wenden)*. In der Zwischenzeit Physalis halbieren, Petersilie fein hacken und Erdnüsse grob hacken. Limettenschale abreiben und den Saft einer halben Limette auspressen. Alles beiseite stellen. Fertig gebratene Auberginen-Würfel umfüllen und beiseite stellen.

2. Zwiebeln, Knoblauch und Ingwer fein würfeln, gemeinsam mit der Gemüsebrühe in den Topf geben und für 5 Minuten glasig dünsten. Anschließend mit Pflanzendrink ablöschen. In der Zwischenzeit Wildreis nach Packungsanleitung kochen.

3. Kichererbsen, halbierte Physalis, Erdnusscreme, Limettensaft, Limettenschalen-Abrieb, Cumin, Kurkuma, Curry und Pfeffer in den Topf hinzugeben und auf niedriger Hitze für 20 Minuten köcheln lassen. Dabei gelegentlich umrühren. Nach Hälfte der Garzeit die Auberginen-Würfel in den Topf hinzugeben und weiter köcheln lassen.

4. Den fertigen Reis auf 4 Schüsseln aufteilen. Das Curry daneben geben. Mit gehackter Petersilie und gehackten Erdnüssen bestreuen. Optional mit Chiliflocken nachwürzen.

Gewürz-Tipp: Für ein scharfes Curry kannst du den Ingwer Anteil erhöhen und eine frische Chilischote in Ringe geschnitten, im zweiten Arbeitsschritt mit andünsten.

Alternative: Wenn du die Soße lieber etwas dicker und cremiger magst, kannst du anstatt normalem Kokos-Pflanzendrink auch Kokosnussmilch aus der Dose nutzen.

Alternativen: Ersetze die Zwiebeln durch Lauch für einen frischeren Geschmack.
Tausche die Physalis durch Kaki aus.

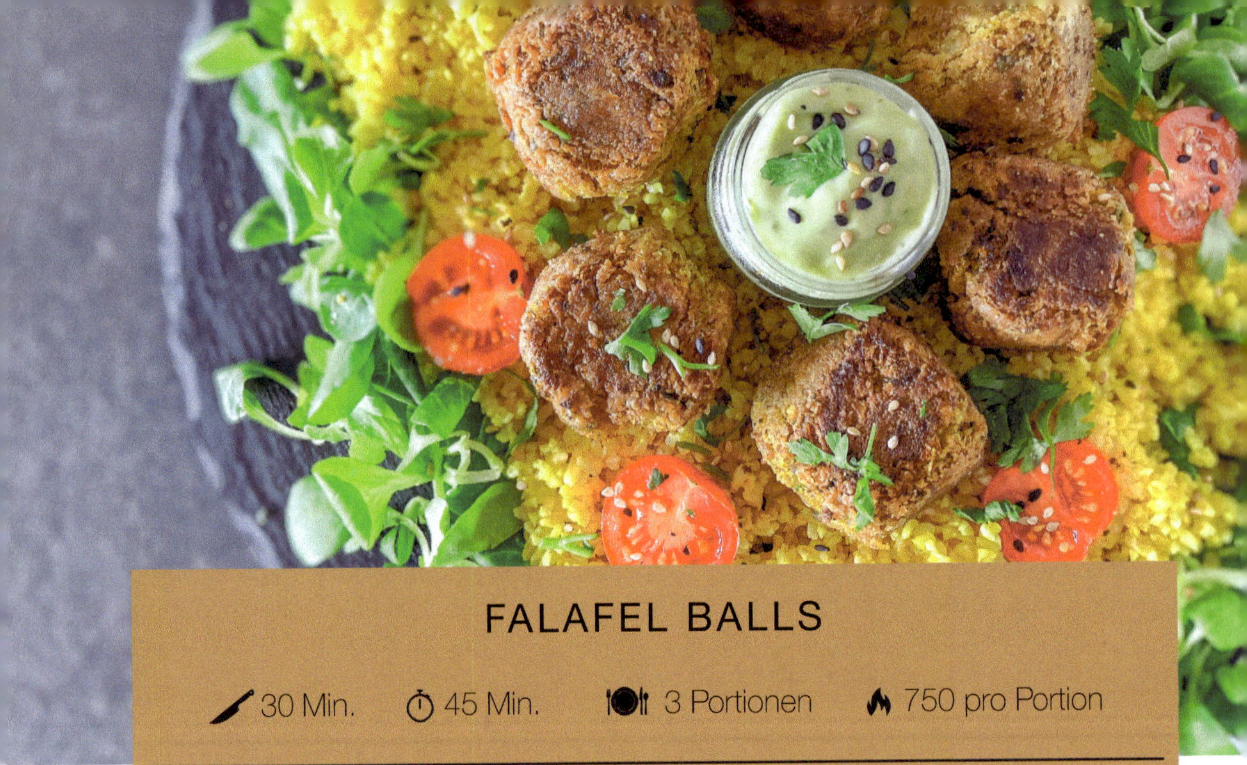

FALAFEL BALLS

30 Min. | 45 Min. | 3 Portionen | 750 pro Portion

Falafel Bällchen mit Kurkuma-Bulgur & Avocadocreme

ZUTATEN:

- 180 g Bulgur
- 1 TL Kurkuma
- Saft einer halben Zitrone
- 1 TL Mandelmus
- 1 EL gehackte Petersilie
- 1/2 Salat Kopf (z.B. Lollo Rosso | Alternativ Feldsalat)
- 12 Cherry Tomaten
- 8 EL Avocadocreme (Siehe Rezept S. 99)

FALAFELN:

- 265 g Kichererbsen (Abtropfgewicht)
- 2 Knoblauchzehen
- 1 kleine Zwiebel
- 1/2 Bund Petersilie
- 2 EL Maisstärke
- 1 EL Leinsamen (geschrotet)
- 1 TL Backpulver
- 1 TL Kreuzkümmel
- 1/2 TL Pfeffer
- 1/2 TL Kurkuma
- 1/2 TL Paprikapulver
- Etw. Mehl zum Wälzen
- Öl zum Braten

KÜCHENUTENSILIEN: Standmixer, Pfanne

Vorbereitung:

1. Eine Dose Kichererbsen abgießen und gut trocknen lassen. Eventuell mit einem Küchentuch trocken tupfen (Wichtig: Die Kichererbsen dürfen nicht zu feucht sein, da sonst der Falafel-Teig zu matschig wird) .

2. In eine große Schüssel den Bulgur mit 1 TL Kurkuma geben, mit 350 ml kochendem Wasser übergießen, verrühren und für ca. 15 Minuten quellen lassen. Bulgur in ein Sieb geben und trocknen lassen.

3. Halbe Zitrone auspressen und den Saft mit Mandelmus und einem EL gehackter Petersilie vermischen. Cherry Tomaten halbieren. Salatblätter waschen und trocknen lassen.

Falafeln:

4. Zwiebel vierteln und gemeinsam mit Knoblauchzehen, einem halben Bund Petersilie und Kreuzkümmel in einen Standmixer geben und kurz mixen.

5. Abgetropfte Kichererbsen, Backpulver, Leinsamen, Maisstärke (oder Flohsamenschalen - siehe Tipp), Pfeffer, Kurkuma, Paprikapulver und Salz nach Geschmack zu der Zwiebelmischung in den Standmixer hinzugeben und zu einem glatten Teig mixen. Falls der Teig zu matschig zum Formen sein sollte, esslöffelweise Maisstärke oder Mehl hinzugeben, bis der Teig die gewünschte Konsistenz hat.

6. Den Teig mit bemehlten Händen zu kleinen Bällchen formen (ca. 12 Stk.). Auf einen Teller etwas Mehl geben und die Bällchen darin wälzen.

7. Öl in einer Pfanne erhitzen und die Falafel Bällchen von allen Seiten goldbraun braten.

8. Den Salat auf 3 Teller aufteilen. Bulgur darüber geben und mit dem Zitrone-Kräuter-Mandel Dressing beträufeln. Die halbierten Cherry Tomaten darauf verteilen und die fertigen Falafel Bällchen daneben geben. Dazu Avocadocreme reichen.

Alternativen: Bereite nur die Falafel zu und nutze diese z.B. als Füllung für Wraps, als Topping auf Salaten oder einfach pur zum Dippen mit Hummus (Rezept S. 100) als Snack.

Koch-Tipp: Um den Falafeln noch mehr Nährstoffe hinzuzufügen und um eine bessere Konsistenz ohne Mehl zu erhalten, können z.B. 1-2 EL Flohsamenschalen oder gemahlene Leinsamen zum Falafel Teig hinzugefügt werden. Mehr Infos zum Thema „Flohsamenschalen“ findest du über den QR-Code.

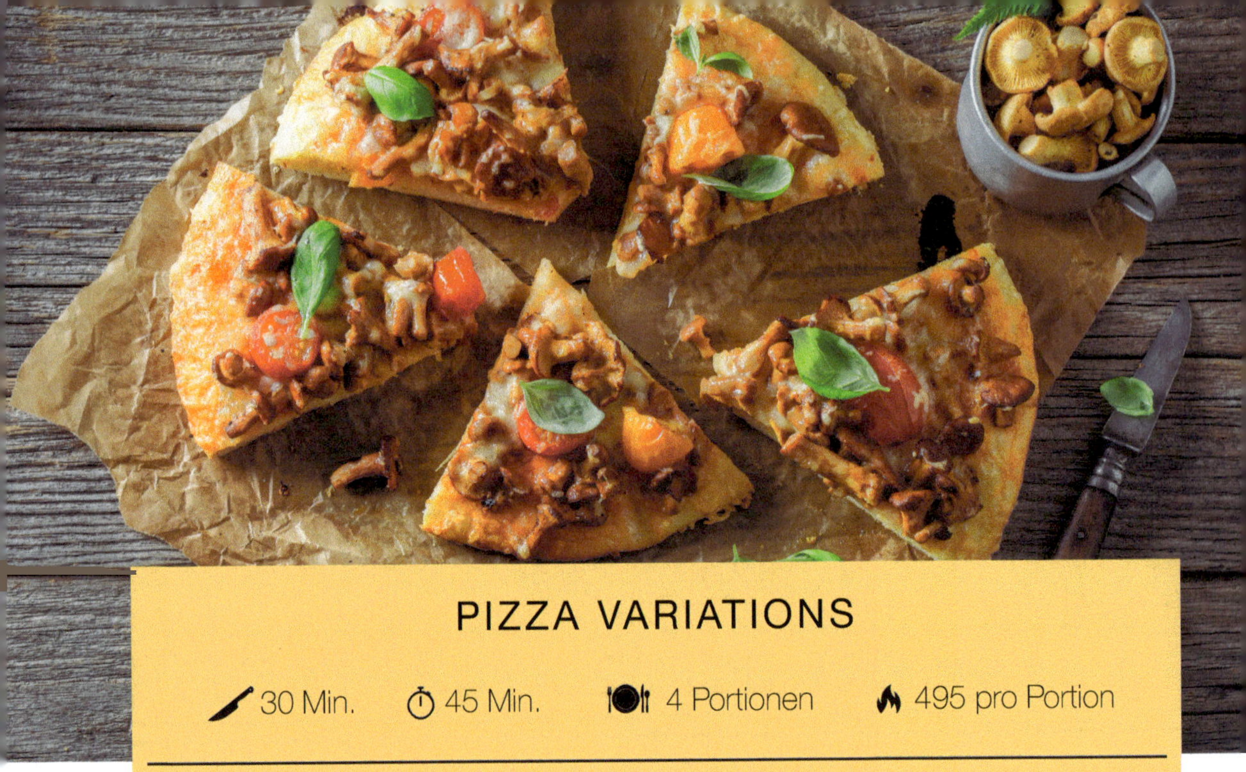

PIZZA VARIATIONS

30 Min. | 45 Min. | 4 Portionen | 495 pro Portion

Pizza

z.B. mit Tomatensoße, Väse, Spinat, Pinienkerne, Pilze, Oregano

TEIG:

- 300 g Vollkornmehl
- 20 g Leinsamen (geschrotet)
- 1/2 Würfel Hefe
- 180 g Pflanzendrink
- 20 g Öl

BELAG:

- 200 g Streukäse
(z.B Rezept S. 27)
- 150 g Pilze
- 100 g Blattspinat (TK)
- 20 g Pinienkerne
- 1 EL Oregano

SOßE:

- 200 g passierte Tomaten
- 20 g Tomatenmark
- 1 Knoblauchzehe
- 1 TL Zwiebelpulver
- 1 TL Oregano
- 1 TL Basilikum
- 1/2 TL Thymian
- 1/2 TL Pfeffer
- Salz nach Geschmack

KÜCHENUTENSILIEN: Handmixer, Kochtopf, Backblech, Dauerbackfolie (Backpapier)

1. Mehl, Leinsamen, lauwarmer Pflanzendrink, Hefe und Öl in eine Rührschüssel geben und für ca. 4 Minuten mit einem Handmixer zu einem glatten Teig verkneten. Teig zu einer Kugel rollen, leicht mit Mehl bestäuben und abgedeckt an einem warmen Ort für ca. 30-60 Minuten gehen lassen. In der Zwischenzeit die Tomatensoße zubereiten.

2. Passierte Tomaten, Tomatenmark, Zwiebelpulver, Oregano, Basilikum, Thymian, Pfeffer und Salz in einen Topf geben. Eine Knoblauchzehe hinzu pressen. Die Soße kurz aufkochen. Sobald die Soße die ersten Blasen wirft, den Herd ausschalten und für 20 Minuten ziehen lassen.

3. Pilze in Scheiben schneiden. Tiefkühl-Blattspinat antauen lassen.

4. Backofen auf 220 Grad vorheizen und 2 Backbleche mit Dauerbackfolie auslegen. Den Teig in vier gleich große Stücke teilen. Den Teig auf einer bemehlten Arbeitsfläche zu vier ovalen Kreisen ausrollen (1 Oval entspricht ca. der Hälfte der Größe eines Backblechs). Die Pizzaböden auf die vorbereiteten Backbleche legen.

5. Teig mit Tomatensoße bestreichen. Streukäse, Babyspinat und Pilzscheiben darauf verteilen. Die Pizzen mit Oregano und Pinienkernen bestreuen und in den Ofen schieben. Für 15-20 Minuten fertig backen und servieren. Optional mit frischem Basilikum garnieren.

<u>Pizza mit weißer Soße:</u>

Teig wie oben im Rezept beschrieben zubereiten. Anschließend 150 g (pflanzlicher) Sauerrahm mit 2 EL Hefeflocken, dem Saft einer halben Zitrone, 20 ml Pflanzendrink, 2 TL Oregano, 1 TL Zwiebelpulver, 1/4 TL Knoblauchpulver, 1/2 TL Pfeffer und Salz nach Geschmack miteinander vermischen. Pizzateig ausrollen, mit weißer Soße bestreichen und z.B. mit 200 g Pilzen, 1 rote Zwiebel (in Ringe geschnitten) und Brombeeren belegen. Optional mit (pflanzlichem) Streukäse bestreuen und für 15-20 Minuten bei 220 Grad fertig backen. Pizzen mit Rucola bestreuen und servieren.

<u>Alternative Beläge:</u>

- Tomatensoße, Väse, Aubergine, Zucchini, rote Zwiebeln, frische Basilikum-Blätter
- Tomatensoße, Väse, Brokkoli, Mais
- Weiße Soße, Väse, rote Zwiebeln, Süßkartoffel, Rosmarin, Pflaume
- Weiße Soße, Väse, dünne Hokkaido Scheiben, Feigen, Rucola
- Mit saisonalem Gemüse und nach Geschmacksvorlieben

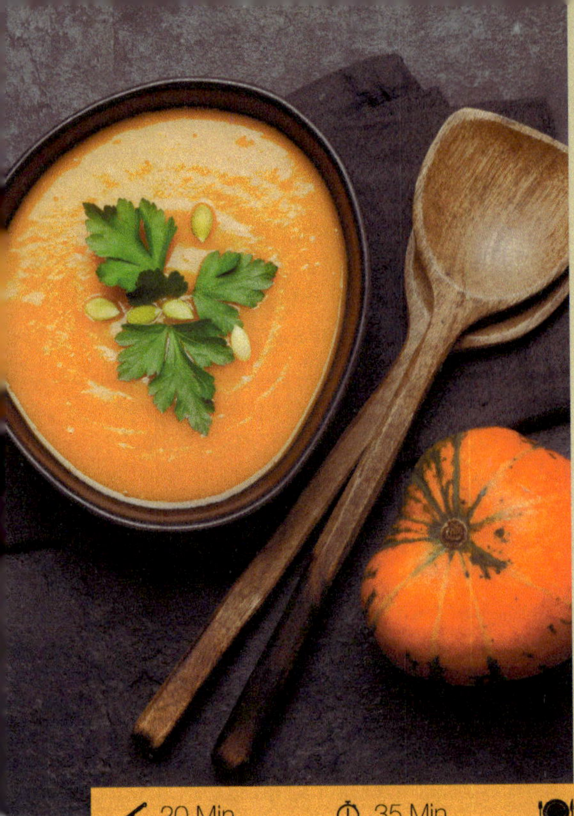

PUMPKIN POT

ZUTATEN:

- 500 g Hokkaido Kürbis
- 1 Zwiebel
- 1 EL pflanzliche Margarine
- 2 EL Maisstärke
- 300 ml Gemüsebrühe
- 150 ml Pflanzendrink
- 1/2 TL Muskatnuss
- 1/2 TL Pfeffer
- 1/4 TL Kurkuma
- 1/4 TL Kardamon
- Salz nach Geschmack
- 20 g Kürbiskerne
- 2 EL gehackte Petersilie

BEILAGE:

- 4 Naanbrote *(Siehe Rezept S. 20)*
- 8 EL Heidelbeer Chutney

(Siehe Rezept S. 105)

20 Min. | 35 Min. | 4 Portionen | 345 pro Portion

Kürbissuppe mit Naanbrot & Heidelbeer Chutney

1. 300 ml heißes Wasser mit einem Teelöffel Gemüsebrühe anrühren.
2. Den Kürbis waschen, entkernen (nicht schälen) und in grobe Würfel schneiden.
3. Die Zwiebel fein würfeln und in einen großen Topf mit einem Esslöffel Margarine für 2 Minuten dünsten. Anschließend die Kürbis-Würfel hinzugeben und nochmals 3 Minuten dünsten.
4. Die Maisstärke über die Gemüsemischung sieben und kurz mit andünsten. Daraufhin mit Gemüsebrühe ablöschen. Pflanzendrink, Muskatnuss, Pfeffer, Kurkuma, Kardamon und Salz unterrühren. Für 25 Minuten bei geringer Hitze köcheln lassen. Dabei gelegentlich umrühren. Am Ende der Kochzeit die Suppe mit einem Pürier-Stab cremig mixen.
5. Fertige Suppe auf 4 tiefe Teller aufteilen und mit Kürbiskernen und Petersilie bestreuen. Dazu Naanbrote und Heidelbeer Chutney reichen.

Alternativen: Ersetze die pflanzliche Margarine durch Butter oder Ghee (das Butterreinfett „Ghee" wird in der indischen Küche häufig verwendet).
Tausche den Pflanzendrink durch Milch oder durch cremige Kokosnussmilch aus der Dose aus.

HOT BOX

Einfache Ofen-Rezepte...

[...alles aus einer Box! Für ein wohliges Gefühl im Bauch ohne viel Aufwand.]

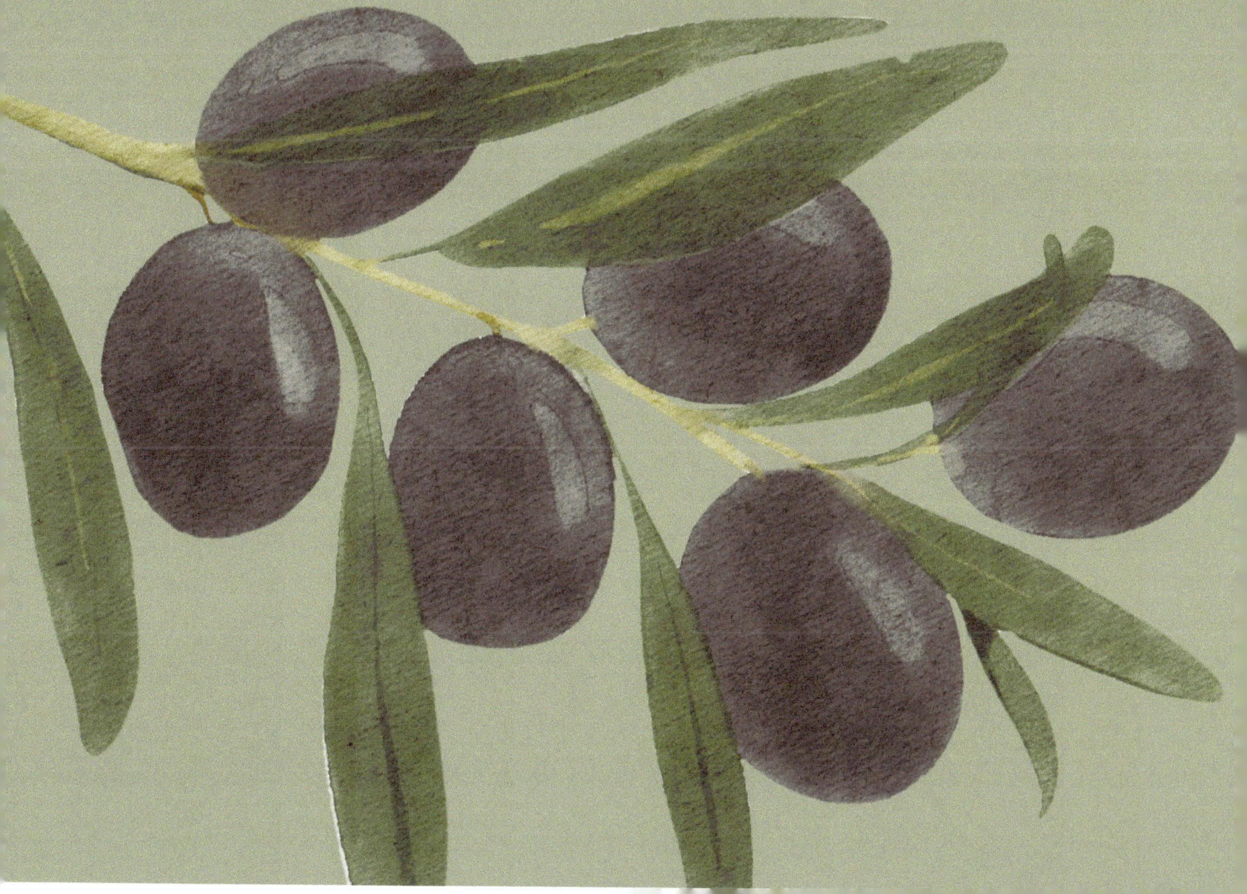

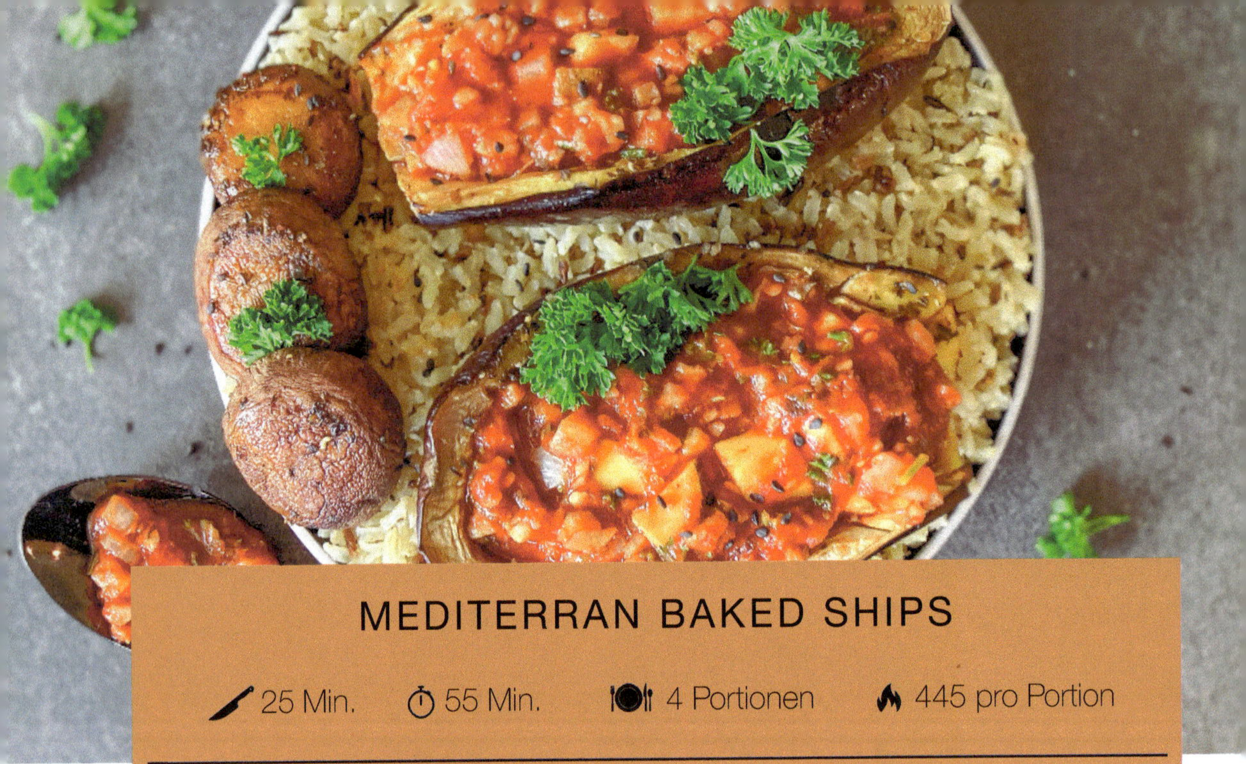

MEDITERRAN BAKED SHIPS

25 Min. | 55 Min. | 4 Portionen | 445 pro Portion

Gebackene Aubergine und Pilze gefüllt mit einer Kräuter-Tomaten-Mischung & Salbei-Wildreis

ZUTATEN:

- 2 Auberginen
- 8 große Pilze
- 1/2 Zucchini
- 1 EL Tomatenmark
- 400 g passierte Tomaten
- 300 g Natur Wildreis
- 1/2 Bund frische Kräuter (z.B. Rosmarin, Thymian, Petersilie…)
- 1 TL Zwiebelpulver
- 1/2 TL Knoblauchpulver
- 1 TL Salbei
- 1 TL Basilikum
- Handvoll gehackte Petersilie oder Basilikum

KÜCHENUTENSILIEN: Backblech, Dauerbackfolie (Backpapier), ofenfester Topf, ofenfeste Schale

1. Backofen auf 200 Grad vorheizen, ein Backblech mit Dauerbackfolie auslegen und dünn mit Öl bepinseln.

2. Auberginen halbieren und aus allen 4 Hälften jeweils 2-3 EL Auberginen-Inneres auskratzen. Das Innere beiseite stellen und die leicht ausgehöhlten Auberginen auf das vorbereitete Backblech geben.

3. Die Stängel der Pilze entfernen, sodass die Pilze eine kleine Mulde haben. Die Pilzstängel ebenfalls auf die Seite stellen. Die ausgehöhlten Pilze zu der Aubergine auf das Backblech geben. Das Gemüse dünn mit Öl bepinseln und mit Basilikum bestreuen. Das Blech in den Ofen schieben. Pilze und Aubergine für 30 Minuten backen.

4. Wildreis mit Salbei in einen ofenfesten Topf geben und mit 750 ml kochendem Wasser übergießen. Einmal verrühren und in den Ofen auf die unterste Schiene auf ein Gitter stellen. Nach ca. 25 Minuten ist der Wildreis gar. Optional durch ein Sieb abgießen, falls noch Wasser übrig ist.

5. Zucchini, Auberginen- und Pilzreste fein würfeln und in eine ofenfeste Schale geben. 1/2 Bund frische Kräuter hacken und zusammen mit dem Tomatenmark und den passierten Tomaten zu dem gewürfelten Gemüse hinzufügen. Mit Zwiebelpulver, Knoblauchpulver, Salz und Pfeffer abschmecken und gründlich vermischen. Die Soßenschale in den Ofen neben den Wildreis stellen und dort 20 Minuten köcheln lassen.

6. Den Salbei-Wildreis auf 4 Teller aufteilen. Auf jeden Teller eine Auberginenhälfte und 2 Pilze geben. Die Auberginen und Pilze mit der Tomatensoße füllen. Optional mit gehackter Petersilie oder Basilikum bestreuen.

Alternative: Ergänze die Tomatensoße mit „Pulled Chicken". Dafür 200 g Hähnchenbrust waschen und trockentupfen. Mit Salz, Pfeffer und Olivenöl einreiben. Anschließend in Alufolie einwickeln und im Ofen für 25 Minuten gar backen. Das Hähnchen aus der Alufolie auswickeln und mit 2 Gabeln zerrupfen. Das „Pulled Chicken" unter die fertige Tomatensoße mischen.

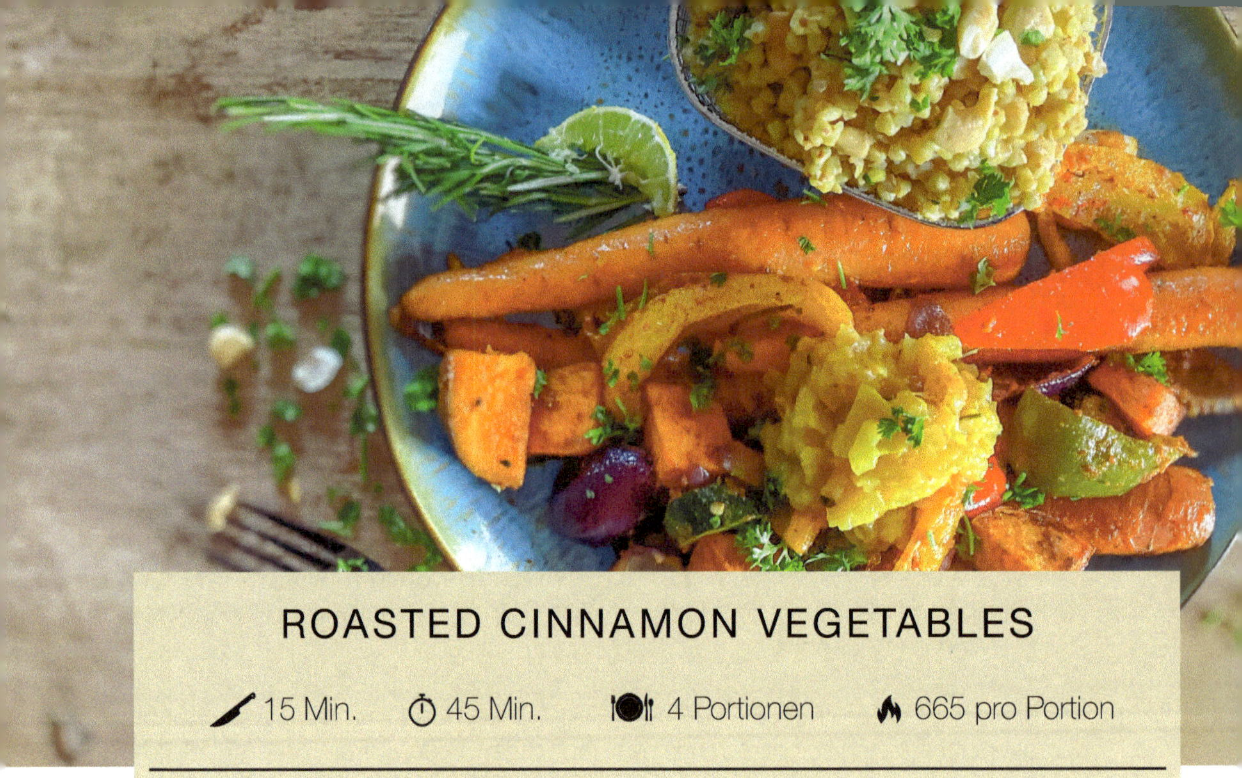

ROASTED CINNAMON VEGETABLES

15 Min. 45 Min. 4 Portionen 665 pro Portion

Geröstetes Zimt-Gemüse mit Zitronen-Buchweizen & Apfelchutney

ZUTATEN:

- 1400 g gemischtes Gemüse
(z.B.:
250 g Paprika,
500 g Karotte,
250 g Süßkartoffel,
80 g Zwiebel,
200 g Kichererbsen,
120 g Zucchini,..)
- 2 Knoblauchzehen
- 1 EL Öl
- 1 EL Mandelmus
- 250 g Buchweizen
- 40 g Cashewkerne
- 400 g Apfel Chutney
(Siehe Rezept S. 106)
- 1 TL Zimt
- 1 TL Paprikapulver
- 1/2 TL Pfeffer
- Salz nach Geschmack
- Saft einer Zitrone
- 3 TL Zitronenschalen-Abrieb
- 2 Zweige Rosmarin
- 1 TL Kurkuma
- 1 TL Ingwerpulver
- 4 EL gehackte Petersilie

KÜCHENUTENSILIEN: Auflaufform, ofenfester Topf

1. Backofen auf 185 Grad vorheizen.

2. Die Schale einer Zitrone abreiben und anschließend den Saft auspressen. In einem kleinen Glas Mandelmus, 1 EL Zitronensaft, Zimt, Paprikapulver, Salz und Pfeffer miteinander vermischen.

3. Gemüse nach Wunschgröße würfeln und in eine große Auflaufform geben. Die angerührte Marinade darüber geben und gründlich mit dem Gemüse vermengen. Mit abgezupftem Rosmarin bestreuen. Knoblauchzehen mit einem Messer zerdrücken und ebenfalls zu dem Gemüse geben. Auflaufform in den Ofen schieben und für 30 Minuten rösten. Nach 15 Minuten einmal umrühren.

4. Buchweizen mit Kurkuma, Ingwerpulver und einer Prise Pfeffer in einen ofenfesten Topf geben. Mit 680 ml kochendem Wasser übergießen und verrühren. Den Topf ebenfalls in den Ofen geben. Nach ca. 25 Minuten ist der Buchweizen gar.

5. In der Zwischenzeit Cashewkerne und Petersilie mit einem Messer hacken.

6. Fertigen Buchweizen mit restlichem Zitronensaft, Zitronenschalen-Abrieb, Pfeffer und Salz abschmecken. Die gehackten Cashewkerne unterheben. Zitronen-Buchweizen auf 4 Teller aufteilen. Das Ofengemüse dazu geben und mit Petersilie bestreuen. Dazu Apfel-Chutney servieren. Optional mit Chiliflocken nachwürzen.

Alternative: Serviere zusätzlich 4 Rinderfilets. Dafür 4 Rinderfilets (je 120 g) in einer Pfanne von beiden Seiten für 1 Minute scharf anbraten. Anschließend in Alufolie einwickeln und für 15 Minuten im Ofen gemeinsam mit dem Gemüse gar backen. Fertiges Rind optional mit Kräuterbutter bestreichen und auf die 4 Teller geben.

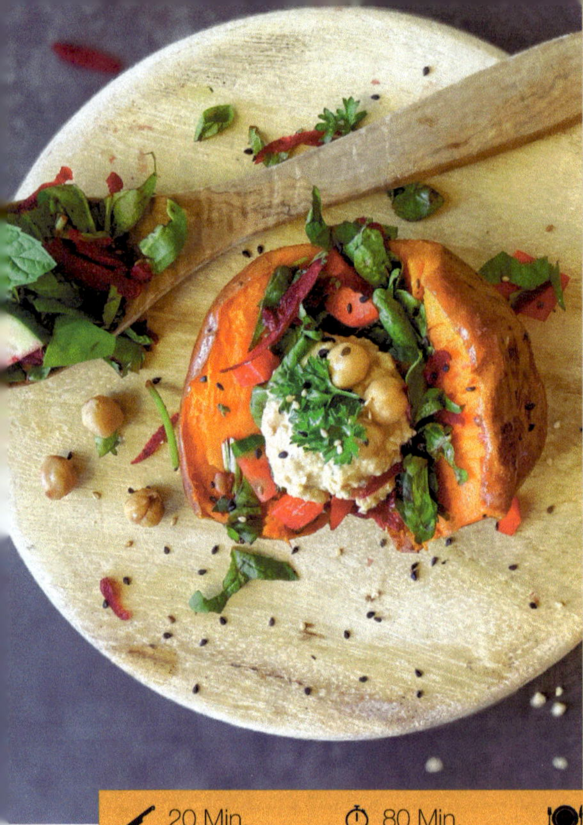

KUMPIR

ZUTATEN:

- 4 Süßkartoffeln
- 8 EL Hummus *(Siehe Rezept S. 100)*
- 120 g Paprika
- 1 Knolle Rote Beete (gegart oder roh - nach Geschmack)
- 1/2 Bund frische Petersilie
- 1/4 Gurke
- 1 Avocado
- 60 g Babyspinat
- 1 Stängel Frühlingszwiebel
- Saft einer halben Zitrone
- 10 g Balsamico Essig
- 1/2 TL Cumin
- 1 Knoblauchzehe
- Salz & Pfeffer
- 2 TL Sesamsamen

20 Min. | 80 Min. | 4 Portionen | 415 pro Portion

Süßkartoffel-Kumpir mit Hummus

1. Backofen auf 210 Grad vorheizen und ein Backblech mit Dauerbackfolie belegen.
2. Süßkartoffeln waschen (nicht schälen) und jeweils die spitzen Enden abschneiden. Die Süßkartoffel mehrmals mit einem spitzen Messer oder einer Gabel einstechen, in Alufolie einwickeln und im Ofen für 60 Minuten backen. Anschließend Süßkartoffeln herausnehmen, die Alufolie entfernen und die Süßkartoffeln in der Mitte zur Hälfte einschneiden und nochmals für 10-15 Minuten weiter backen. In der Zwischenzeit die Salatmischung als Füllung vorbereiten. Optional das Hummus Rezept von S. 100 zubereiten.
3. Babyspinat in Streifen schneiden. Frühlingszwiebel in Ringe schneiden. Gurke, Paprika und Avocado würfeln. Rote Beete schälen und reiben. Petersilie fein hacken. Alle Zutaten in eine Salatschüssel geben.
4. In einer kleinen Schale eine gepresste Knoblauchzehe, Saft einer halben Zitrone, Balsamico, Cumin, sowie Salz und Pfeffer nach Geschmack verrühren. Das Dressing über die Salatmischung geben und alles gründlich miteinander vermengen.
5. 4 Teller bereitstellen und jeweils eine gebackene Süßkartoffel darauf geben. Die Salatmischung auf die Schlitze der Süßkartoffeln aufteilen, mit Hummus garnieren und mit Sesamsamen bestreuen.

Alternative: Verwende statt Süßkartoffeln einen geviertelten Butternuss Kürbis oder 4 große Ofenkartoffeln.
Gewürz-Tipp: Füge der Salatmischung eine Handvoll gehackte (marokkanische) Minze hinzu.

SNACK BITES

ZUTATEN:

- 3 Süßkartoffeln
- 1 EL Mandelmus
- 1 EL Öl
- 1 TL Limettensaft
- 2 TL Paprika
- 1 TL Rosmarin
- 3 EL Pflanzen Parmesan *(Siehe Rezept S. 26)*
- 2 Knoblauchzehen
- Salz & Pfeffer

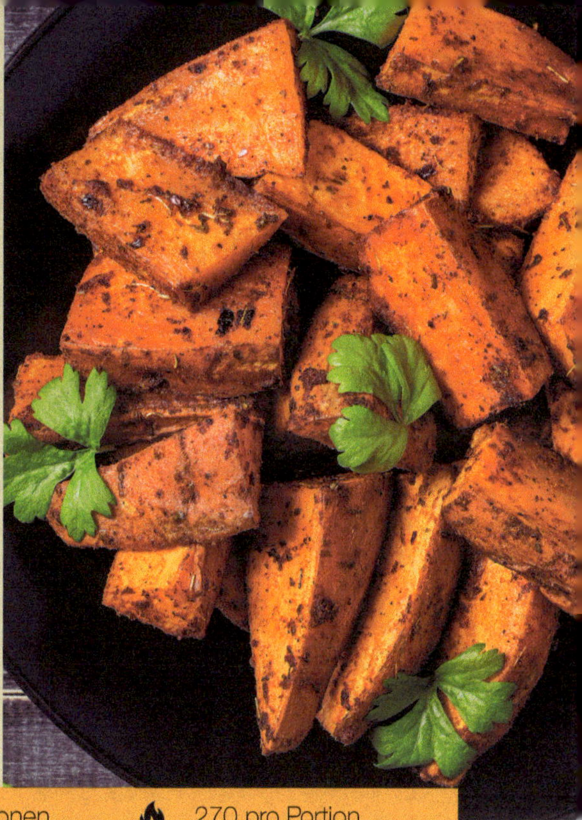

10 Min. | 40 Min. | 4 Portionen | 270 pro Portion

Süßkartoffel-Wedges

1. Backofen auf 210 Grad vorheizen und ein Backblech mit Dauerbackfolie belegen.
2. Süßkartoffeln in Wedges schneiden und in eine große Schüssel geben.
3. Mandelmus, Öl, Limettensaft, Paprikapulver, Rosmarin, Pflanzen Parmesan und Pfeffer hinzugeben. Zwei gepresste Knoblauchzehen hinzufügen und alle Zutaten gründlich miteinander vermengen.
4. Die marinierten Süßkartoffel Wedges auf das Backblech geben und im Ofen für 30 Minuten backen. Zwischendurch wenden. Vor dem Servieren nach Geschmack salzen.

Tipp: Reiche zu den Wedges Avocadocreme zum Dippen. Das Rezept dazu findest du auf S. 99

SAY DIBS

"Meins"...

[... „Dibs“ ist ein englisches Wort und wird in der Umgangssprache verwendet um „Meins“ zu sagen. Bei diesen leckeren Dips ist das sicherlich eine gute Idee, bevor sie einem vor der Nase weggeschnappt werden.]

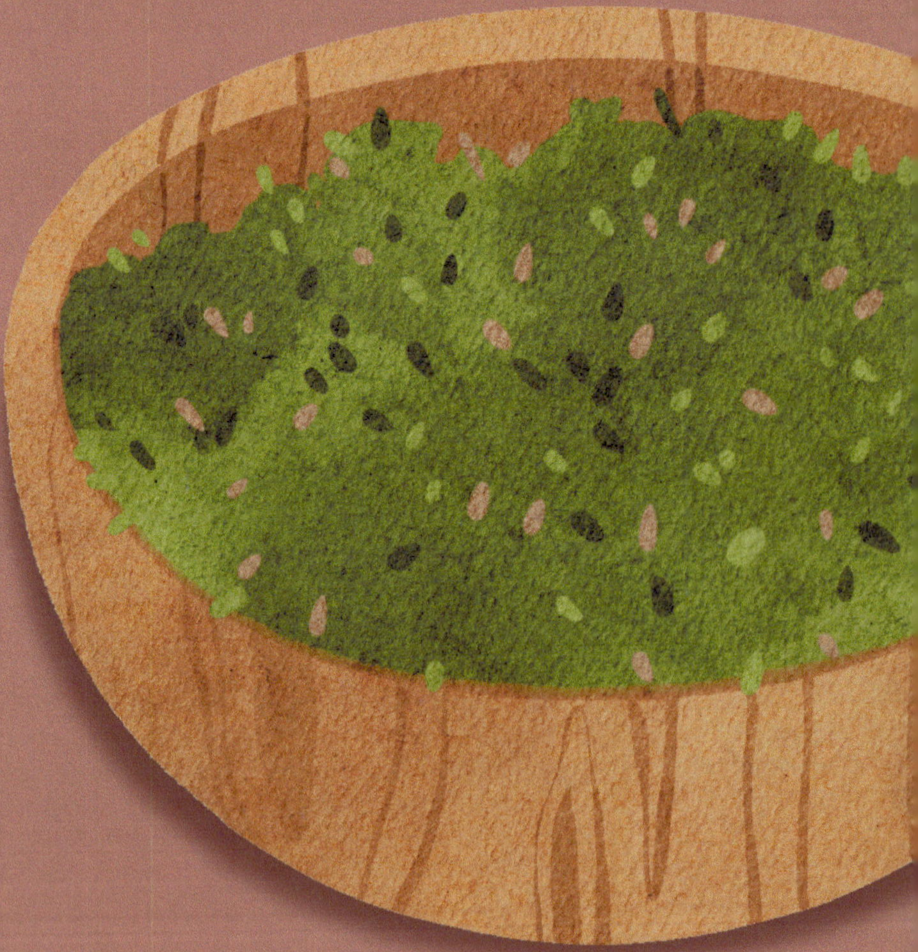

GREEN CREAM

ZUTATEN:

- 1 weiche Avocado
- 1-2 Knoblauchzehen
- Saft einer halben Zitrone oder Limette
- 40 g pflanzlicher Joghurt (z.B. Soja)
- 3 Prisen Pfeffer
- Salz nach Geschmack
- Optional: 1 TL Chilipulver oder 1 Chilischote

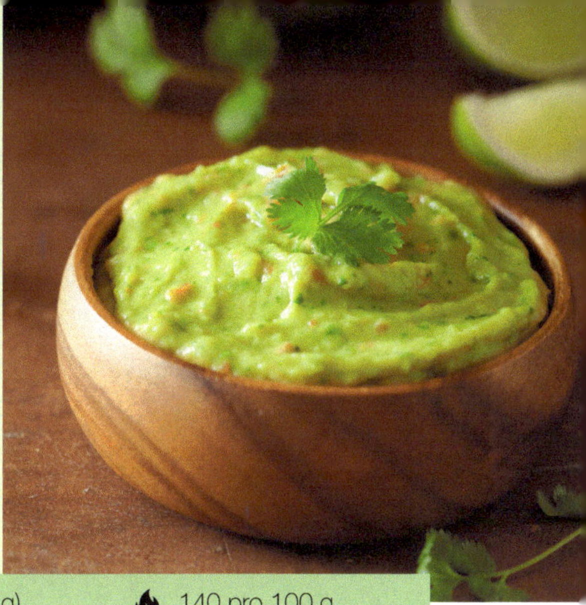

5 Min. | 1 Schraubglas (ca.300 g) | 140 pro 100 g

Cremiger Avocado Dip - Der Allrounder

1. Alle Zutaten in einen Standmixer einwiegen und stufenweise für 2 Minuten cremig pürieren.

2. Die fertige Creme in ein heiß ausgespültes Schraubglas oder in eine Schale geben und optional mit etwas Olivenöl, schwarzen Sesamsamen und einer Handvoll frischem Basilikum garnieren.

Alternative: Ersetze den pflanzlichen Joghurt durch Schmand, Skyr, griechischen oder normalen Joghurt und entdecke deine Lieblings-Variante.

Tipp: Optional eine Handvoll Cherry Tomaten mit in den Mixer geben.

Die Avocadocreme passt geschmacklich zu unzähligen Gerichten. Als Dip beim Grillen, auf Wraps und Burgern oder einfach nur als Brotaufstrich.

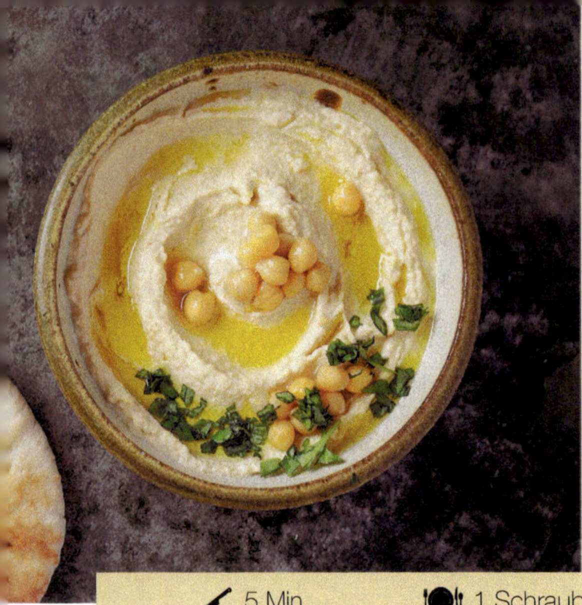

ORIENT CREAM

ZUTATEN:

- 265 g Kichererbsen
- 60 g Tahin
- 3 Knoblauchzehen
- Saft einer Zitrone
- 60 g Wasser
- 1/2 TL Kreuzkümmel
- Salz & Pfeffer

5 Min. | 1 Schraubglas (ca.400 g) | 175 pro 100 g

Orientalischer Klassiker: Cremiger Kichererbsen Dip - Basis Rezept Hummus

1. Alle Zutaten in einen Standmixer einwiegen und stufenweise für 2 Minuten cremig pürieren.

2. Den fertigen Hummus in ein heiß ausgespültes Schraubglas oder in eine Schale geben und optional mit etwas Olivenöl, frischen Kichererbsen, schwarzen Sesamsamen und einer Handvoll frischer Petersilie garnieren.

Hummus kann vielfältig abgewandelt werden. Ersetze z.B einen Teil der Kichererbsen durch grüne Erbsen, gekochte Karotten oder ein anderes Gemüse deiner Wahl.

Kichererbsen zählen zu den Hülsenfrüchten und enthalten viele Ballaststoffe, die für die Gesundheit wichtig sind. Wenn du mehr über die Wirkung von Hülsenfrüchten erfahren möchtest, kannst du den QR-Code scannen.

PINK CREAM

ZUTATEN:

- 200 g Kichererbsen
- 150 g Rote Beete (gegart)
- 3 EL Apfelmus (alternativ Dattelpaste)
- 40 g Mandelmus
- 50 g Wasser
- 3 Knoblauchzehen
- Saft einer Zitrone
- 1/2 TL Kardamon
- 1/2 TL Cumin
- Salz & Pfeffer

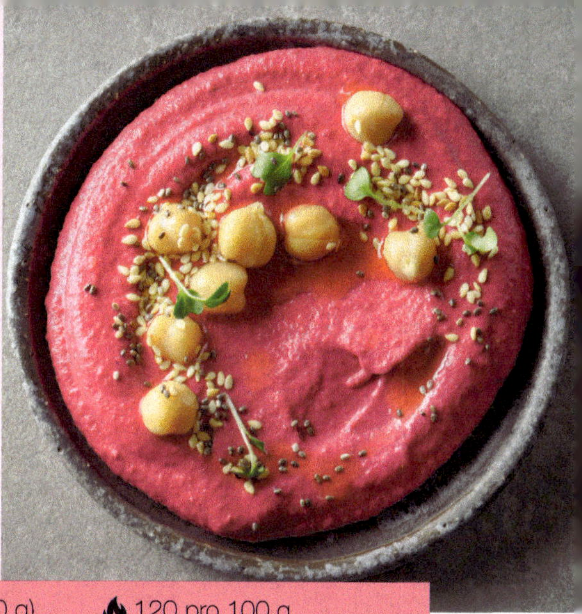

5 Min. | 1 Schraubglas (ca.500 g) | 120 pro 100 g

Fruchtig-Herber Rote Beete Hummus - Der absolute Eye-Catcher Dip

1. Alle Zutaten in einen Standmixer einwiegen und stufenweise für 2 Minuten cremig pürieren.

2. Den fertigen Hummus in ein heiß ausgespültes Schraubglas oder in eine Schale geben und optional mit etwas Olivenöl oder Walnussöl, rote Beete-Scheiben, schwarzen und weißen Sesamsamen und einer Handvoll frischer Petersilie oder Koriander garnieren.

<u>Vorrats-Tipp</u>: Übrig gebliebener Hummus kann in einem Schraubglas auch gut eingefroren werden, sodass er bei späteren Bedarf nur noch aufgetaut werden muss.

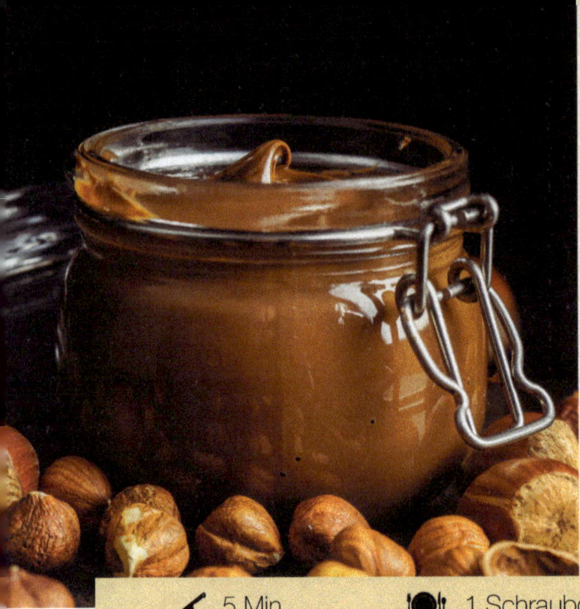

BLACK CREAM

ZUTATEN:

- 100 g Kichererbsen
- 20 g Haselnussmus
- 60 g Dattelsirup
- 15 g Backkakao
- 30 g Mandeldrink
- Optional: 1 TL Zimt

5 Min. | 1 Schraubglas (ca.225 g) | 210 pro 100 g

Süßer Schokoladen-Nuss Aufstrich (Schoko-Hummus)

1. Alle Zutaten in einen Standmixer einwiegen und stufenweise für 2 Minuten cremig pürieren.

2. Die fertige Schokocreme in ein heiß ausgespültes Schraubglas oder in eine Schale geben und optional mit einer Handvoll Walnüssen oder frischem Obst garnieren.

Alternative: Das Haselnussmus kann auch durch jedes andere Nussmus ausgetauscht werden, wie z.B. Mandelmus oder Cashewmus.

Tipp: Passe die Menge vom Dattelsirup an den gewünschten Süßegrad an.

Vorrats-Tipp: Verteile die fertige Schokocreme auf mehrere kleine Gläser und friere diese ein. So kannst du bei Bedarf immer ein Neues auftauen.

Info: Statt Zucker, ungesunden Fetten und Zusatzstoffen aus herkömmlichen Schoko-Aufstrichen aus dem Supermarkt, bietet diese Schokocreme viele wertvolle Nährstoffe für den Körper, wie unter anderem das in den Kichererbsen enthaltene Eiweiß. Auch im Kaloriengehalt ergibt sich ein nennenswerter Unterschied. Schokocreme aus dem Supermarkt enthält im Durchschnitt ca. 530 kcal auf 100 g, während der Schoko-Hummus auf 100 g nur 210 kcal enthält.

FIG MUSTARD

ZUTATEN:

- 200 g Feigen (getrocknet)
- 140 ml Apfelsaft
- 1 EL Balsamico (hell)
- 100 g Dijon Senf

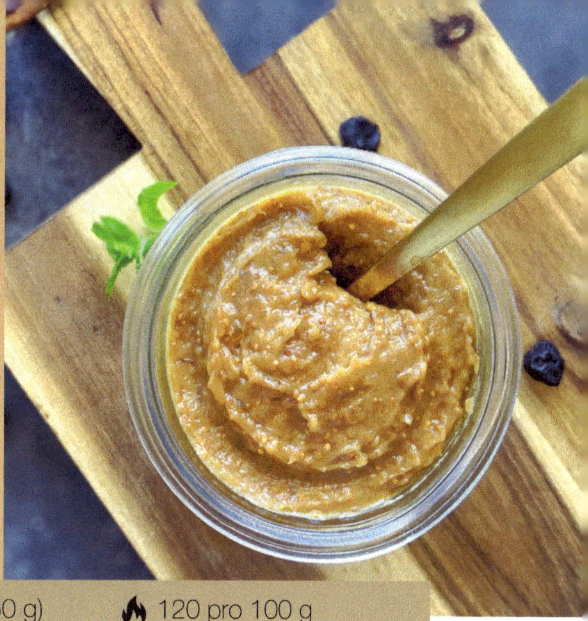

30 Min. | 1 Schraubglas (ca.450 g) | 120 pro 100 g

Feigensenf

1. Feigen vierteln. Dabei den harten Strung am oberen und unteren Deckel entfernen.
2. Die geviertelten Feigen mit dem Apfelsaft in einen Topf geben. Kurz aufkochen, anschließend Hitze reduzieren und für 10-15 Minuten unter gelegentlichem Rühren köcheln lassen.
3. Die Feigen-Apfel Masse in einen Standmixer geben und pürieren.
4. Den Senf und den Balsamico hinzufügen und solange pürieren, bis eine glatte Creme entstanden ist.
5. Feigensenf in saubere Schraubgläser umfüllen, kalt stellen und nach Bedarf verwenden.

Alternative: Getrocknete Feigen können auch durch frische Feigen ersetzt werden. Allerdings enthalten diese noch mehr Flüssigkeit, weshalb bei dieser Zubereitungsmethode die Apfelsaft Menge um die Hälfte reduziert werden sollte.

Tipp: Wenn dir Senf zu scharf ist, kann er durch das Hinzufügen von etwas Mandelmus oder Sojajoghurt abgemildert werden. Dies sollte aber erst unmittelbar vor der Verwendung gemacht werden um die Haltbarkeit nicht zu gefährden. Der Feigensenf hält sich im Kühlschrank mehrere Wochen.

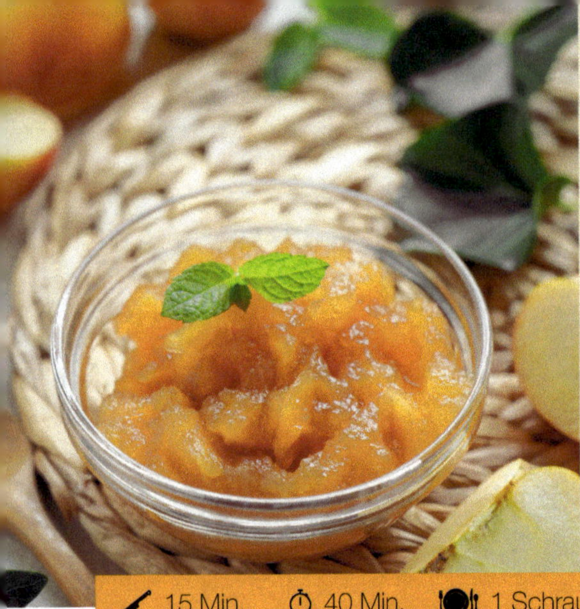

APPLE CHUTNEY

ZUTATEN:

- 300 g Apfel
- 200 g Zwiebel
- 80 g Datteln (getrocknet und entsteint)
- 3 EL Apfelessig
- Saft einer Zitrone
- 1 TL Zitronenschalen-Abrieb
- 230 ml Wasser
- 2 Stängel frischer Rosmarin
- 1 cm frischer Ingwer
- 1/4 TL Kurkuma
- 3 Prisen Pfeffer
- Optional: 1 Chili Schote (siehe Tipp)

15 Min. 40 Min. 1 Schraubglas (ca.600 g) 90 pro 100g

Apfel-Zwiebel Chutney

1. Apfel, Zwiebel und Datteln würfeln. Ein Stück Ingwer reiben. Zitronenschale abreiben und auspressen.

2. Zwiebeln mit Kurkuma und Rosmarin in einen Topf geben und kurz ohne Fettzugabe andünsten. Die Apfelwürfel und Apfelessig hinzugeben und für 5 Minuten dünsten.

3. Wasser, Zitronensaft, Zitronenabrieb, Datteln, geriebener Ingwer und Pfeffer in den Topf hinzufügen und alles auf geringer Hitze unter gelegentlichem Rühren für 25-30 Minuten köcheln lassen.

4. Wenn die Flüssigkeit verdampft ist, das fertige Chutney in heiß ausgespülte Schraubgläser umfüllen, abkühlen lassen und anschließend bis zur Verwendung im Kühlschrank aufbewahren. Optional mit einem Pürier-Stab einen Teil des Chutneys pürieren.

Gewürz-Tipp: Für etwas Schärfe eine frische Chili Schote in feine Ringe schneiden und im zweiten Arbeitsschritt mit andünsten.

Alternativen: Apfel durch Mango, Pfirsich, Aprikosen, Rhabarber oder Physalis ersetzen oder beliebig kombinieren.

BERRY CHUTNEY

ZUTATEN:

- 300 g Heidelbeeren
- 200 g rote Zwiebel
- 60 g Datteln (getrocknet und entsteint)
- 1 cm frischer Ingwer
- 2 Stängel frischer Thymian
- 50 g Balsamico, dunkel
- 1/2 TL Kardamon
- 3 Prisen Pfeffer

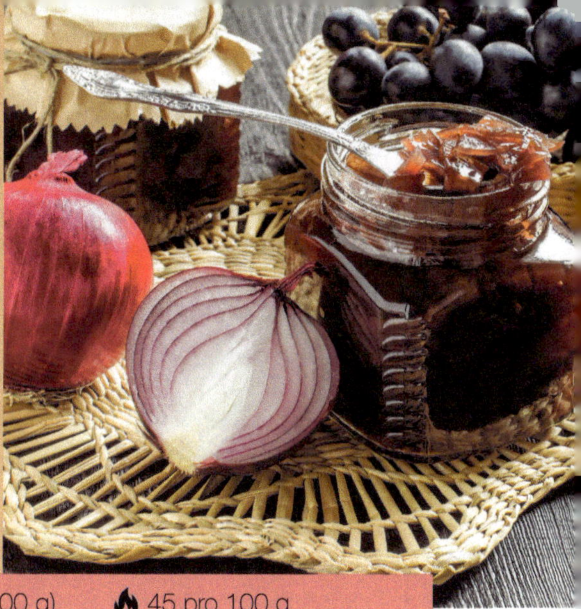

15 Min. | 40 Min. | 1 Schraubglas (ca.600 g) | 45 pro 100 g

Heidelbeer-Zwiebel Chutney

1. Zwiebel und Datteln würfeln. Ein Stück Ingwer reiben.
2. Zwiebeln mit abgezupften Thymian in einen Topf geben und kurz ohne Fettzugabe andünsten.
3. Heidelbeeren, gewürfelte Datteln, geriebener Ingwer, Balsamico, Kardamon und Pfeffer in den Topf hinzufügen und auf geringer Hitze unter gelegentlichem Rühren für 25-30 Minuten köcheln lassen.
4. Wenn die Flüssigkeit verdampft ist, das fertige Chutney in heiß ausgespülte Schraubgläser umfüllen, abkühlen lassen und anschließend bis zur Verwendung im Kühlschrank aufbewahren.

Gewürz-Tipp: Füge im zweiten Arbeitsschritt 2 Prisen gemahlene Nelken oder Piment hinzu.

Alternativen: Heidelbeeren durch Brombeeren, Johannisbeeren, Pflaumen oder Sauerkirschen ersetzen oder beliebig kombinieren.

Lagerung & Verwendung: Das Chutney hält sich im Kühlschrank ca. 3 Wochen. Es eignet sich hervorragend als Geschenk, passt gut als Brotaufstrich, als Dip für Gemüse oder zum Verfeinern von Soßen & Salatdressings.

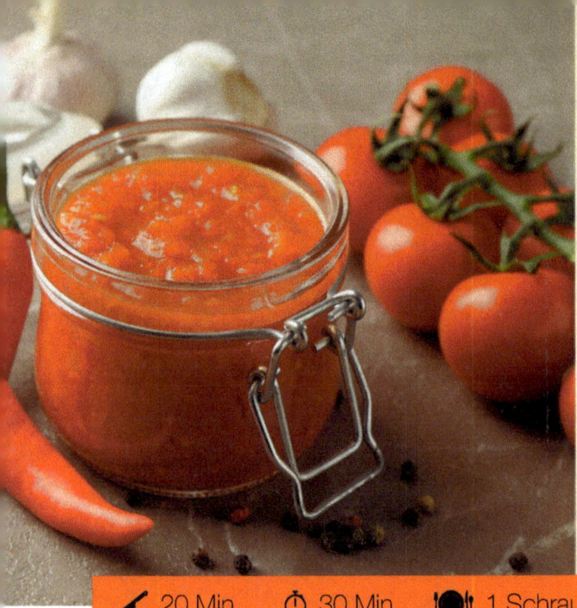

RED RELISH

ZUTATEN:

- 50 g rote Zwiebel
- 150 g Cherry Tomaten
- 50 g Datteln (getrocknet und entsteint)
- 1 Orange
- 1 cm frischer Ingwer
- 1/2 Bund frische Kräuter (z.B. Basilikum, Thymian, Rosmarin)
- 3 EL Balsamico, dunkel
- 1 EL Tomatenmark
- 3 Prisen Pfeffer
- Optional: 1 TL Chilipulver

20 Min. 30 Min. 1 Schraubglas (ca.300 g) 130 pro 100 g

Fruchtig-Herbes Tomaten Relish

1. Zwiebeln, Tomaten und Datteln würfeln. Ein Stück Ingwer reiben. Eine Orange auspressen. Kräuter fein hacken.

2. Gewürfelte Zwiebeln, geriebenen Ingwer, gehackte Kräuter und Chilipulver in einen Topf geben und kurz ohne die Zugabe von Fett andünsten.

3. Tomatenwürfel, Dattelwürfel, Orangensaft, Balsamico, Tomatenmark und Pfeffer in den Topf hinzufügen. Kurz aufkochen lassen. Anschließend Hitze reduzieren. Für 15-20 Minuten unter gelegentlichen Rühren köcheln lassen.

4. Fertiges Relish in ein sauberes Schraubglas umfüllen und abkühlen lassen. Im Kühlschrank aufbewahren und nach Bedarf verwenden. Wer das Relish lieber etwas feiner mag, kann es mit einem Pürier-Stabs oder einem Standmixer zu der gewünschten Konsistenz fein pürieren.

Alternative: Datteln durch anderes getrocknetes Obst, wie z.B. Mango, Aprikosen oder Feigen austauschen oder beliebig variieren.

Ungekochte Variante: Alle Zutaten, außer die Zwiebel in einen Standmixer geben und pürieren. Soße in ein Schraubglas umfüllen. Optional (gedünstete) Zwiebelwürfel unterheben.

BREAD TIME

Außergewöhnlich belegte Brotscheiben...

[...Brotzeit neu erleben.]

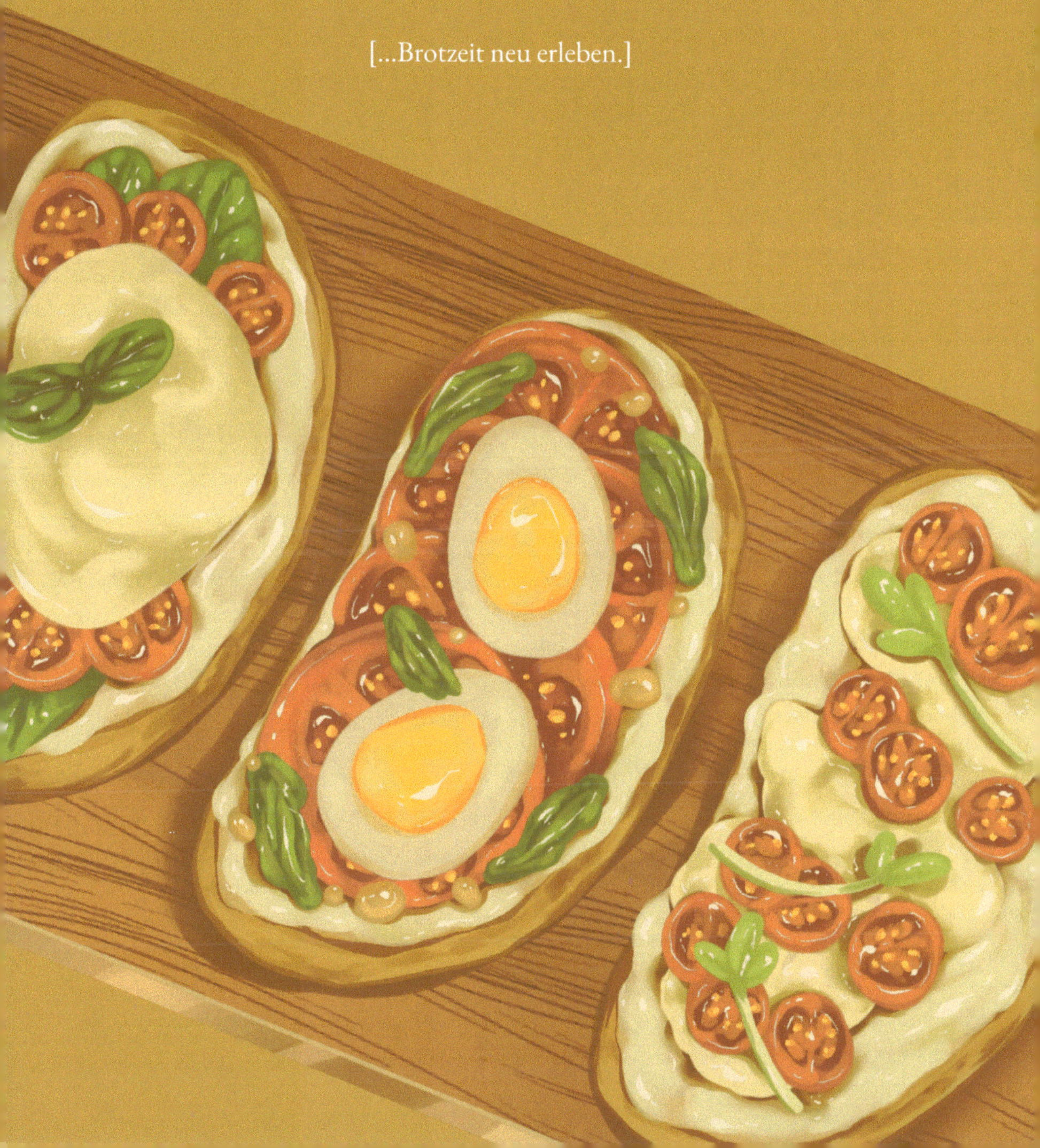

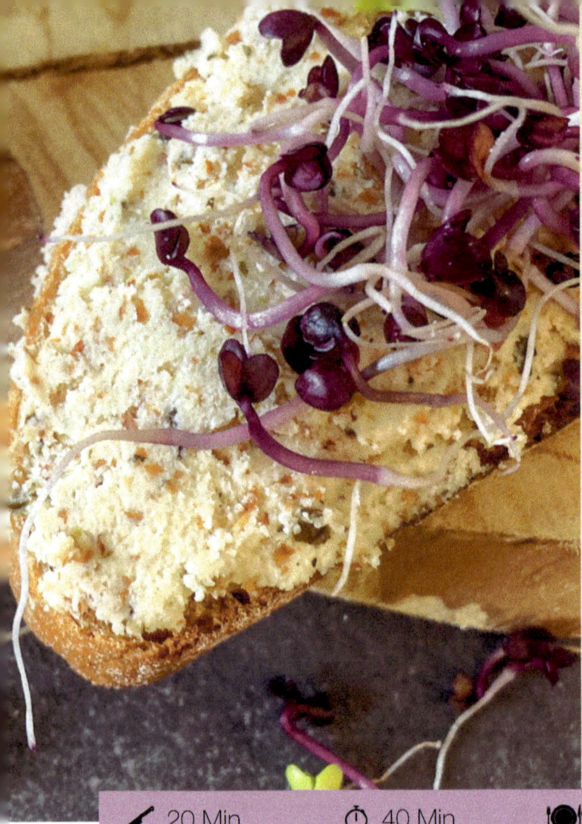

CREAMY ALMOND SLICES

ZUTATEN:

- 2 Brotscheiben
- 2 Handvoll Rettich-Sprossen
- 1 TL cremiges Balsamico

MANDELFETA:

- 70 - 120 g Mandeltrester (siehe Info)
- 2 Knoblauchzehen
- Saft einer halben Zitrone
- 20 g Olivenöl
- 1 TL Zwiebelpulver
- 2 TL getrocknete Kräuter nach Wahl (z.B. Rosmarin, Oregano, Basilikum,..)
- 1/2 TL Pfeffer

20 Min. | 40 Min. | 2 belegte Brote | 345 pro Brot

Belegte Brotscheiben mit Mandelfeta & Rettich-Sprossen

MANDELFETA:

1. Ofen auf 200 Grad vorheizen und eine kleine ofenfeste Schale mit etwas Öl bepinseln.

2. Den Mandeltrester mit Zitronensaft, Olivenöl, Zwiebelpulver, getrockneten Kräutern und Pfeffer und Salz nach Geschmack vermischen. Knoblauchzehen dazu pressen und die Mischung verkneten. Die Masse in die vorbereitete Schale geben und mit den Fingern fest drücken. Die Oberseite mit etwas Öl bepinseln und die Schale in den Ofen geben. Nach 30-35 Minuten ist der Mandelfeta fertig und kann zum Abkühlen herausgenommen werden.

BELEGTE BROTSCHEIBEN:

3. Brotscheiben kurz toasten. Mit Mandelfeta bestreichen. Rettich-Sprossen darauf verteilen und mit cremigem Balsamico beträufeln.

Info: Als Mandeltrester oder Nusstrester werden die Reste bezeichnet, welche bei der Herstellung von selbst gemachtem Pflanzendrink übrig bleiben. Für das Rezept kann jedes „Trester" verwendet werden, wie z.B. Haselnuss- oder Walnusstrester. Mehr zum Thema Trester und ein Rezept für selbst gemachten Pflanzendrink findest du auf S. 120

Lagerung & Haltbarkeit: Der Mandelfeta hält sich luftdicht verschlossen im Kühlschrank ca. 4-6 Tage. Für die beiden Brotscheiben benötigst du ca. ein Drittel des fertig gebackenen Mandelfetas.

CRUMBLED SLICES

ZUTATEN:

- 1 Brotscheibe
- 100 g Natur Tofu
- 1 TL Margarine
- 80 ml Pflanzendrink
- 1/2 Knoblauchzehe
- 1/2 kleine Zwiebel
- 1/4 TL Kurkuma
- 1/4 TL geräuchertes Paprikapulver
- 1 EL Hefeflocken
- Geräuchertes Salz nach Geschmack
- Pfeffer nach Geschmack
- Eine Handvoll gehackter Schnittlauch

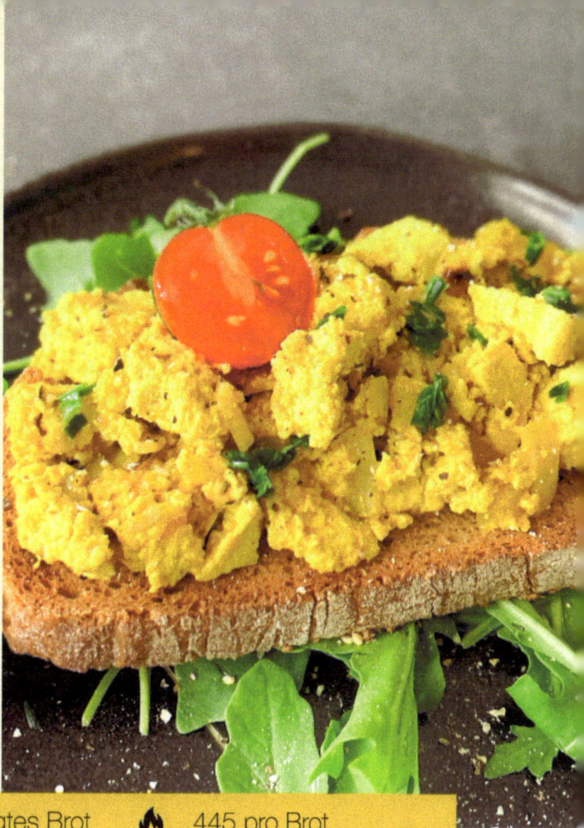

10 Min. | 15 Min. | 1 belegtes Brot | 445 pro Brot

Tofu Crumble mit Schnittlauch auf einer getoasteten Brotscheibe

1. Tofu abtropfen lassen und mit einem Küchentuch trocken tupfen. Den Tofu zwischen den Fingern grob zerbröseln.

2. Zwiebel und Knoblauch fein würfeln. In einer Pfanne 1 TL Margarine schmelzen und gewürfelte Zwiebeln und Knoblauch kurz andünsten. Die Tofu-Brösel hinzugeben und mit Pflanzendrink ablöschen. Paprikapulver, Kurkuma, Hefeflocken, Räuchersalz und Pfeffer unterrühren. Auf niedrigster Stufe solange köcheln lassen, bis das Tofu die Flüssigkeit aufgesaugt hat. Dabei gelegentlich umrühren.

3. Eine Scheibe Brot kurz toasten. Das Tofu Crumble darauf verteilen und mit frischem Schnittlauch garnieren.

Alternative: Das Brot optional zuerst mit Hummus (Rezept S. 100) bestreichen und mit Cherry Tomaten toppen.

Info: Mehr zum Thema Hefeflocken kannst du auf S. 26 lesen.

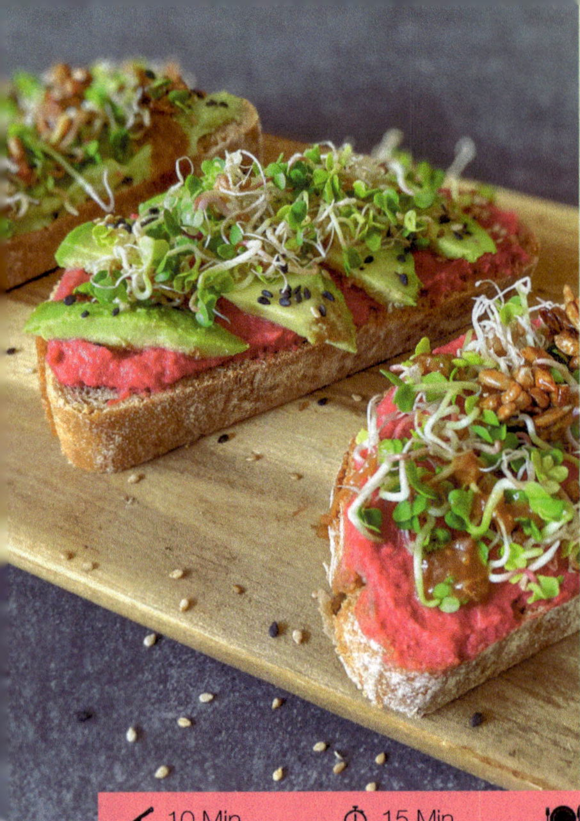

MICRO GREEN SLICES

ZUTATEN:

- 2 Brotscheiben
- 2 EL Avocadocreme
(Siehe Rezept S. 99)
- 2 EL Rote Beete Hummus
(Siehe Rezept S. 101)
- 2 Handvoll Radieschen Sprossen
- 1 EL Sonnenblumenkerne
- 1 TL Dattelsirup
- 1 TL Feigensenf
(Siehe Rezept S. 103)

10 Min. | 15 Min. | 2 belegte Brote | 235 pro Brot

Brotscheiben mit Avocadocreme, Rote Beete Hummus, Radieschen Sprossen & kandierten Sonnenblumenkernen

1. Sonnenblumenkerne für 2 Minuten in einer Pfanne ohne Fett anrösten. Anschließend Dattelsirup hinzugeben und für ca. 30 Sekunden karamellisieren. Pfanne vom Herd nehmen und abkühlen lassen.

2. Brotscheiben kurz toasten. Eine Scheibe mit Avocadocreme bestreichen und die andere mit Rote Beete Hummus bestreichen. Die Sprossen auf beiden Brotscheiben verteilen.

3. Feigensenf mit 2 TL Wasser vermischen und über die Sprossen träufeln.

4. Brote mit den kandierten Sonnenblumenkernen bestreuen und servieren.

Alternative: Beide Brote mit Rote Beete Hummus bestreichen und darauf frische Avocadoscheiben legen. Mit Sprossen und Kernen bestreuen.

Alternative: Belege deine Brotscheiben zusätzlich mit einem Spiegelei.

Info: Mehr zum Thema „Micro Greens“ kannst du auf S. 32 nachlesen.

SWEET HEAVEN

Desserts...

[...Gesund und Süßes passt nicht zusammen?]

"Du musst mal über den Tellerrand schauen!"

-

"Wieso, gibt es etwa noch Nachtisch?"

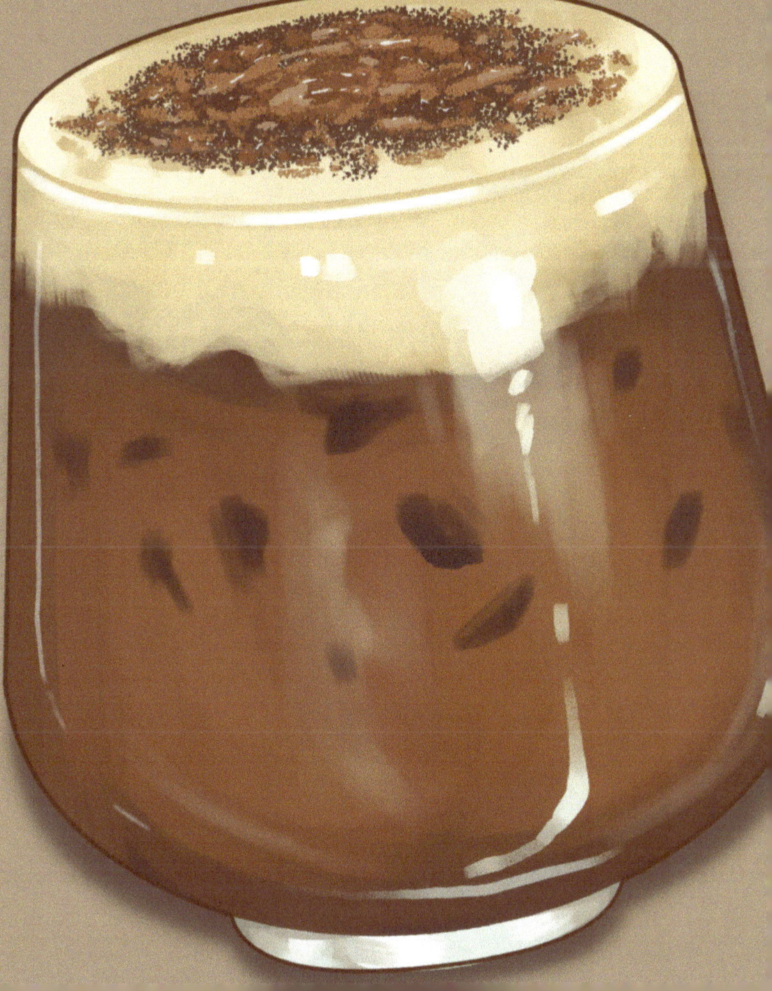

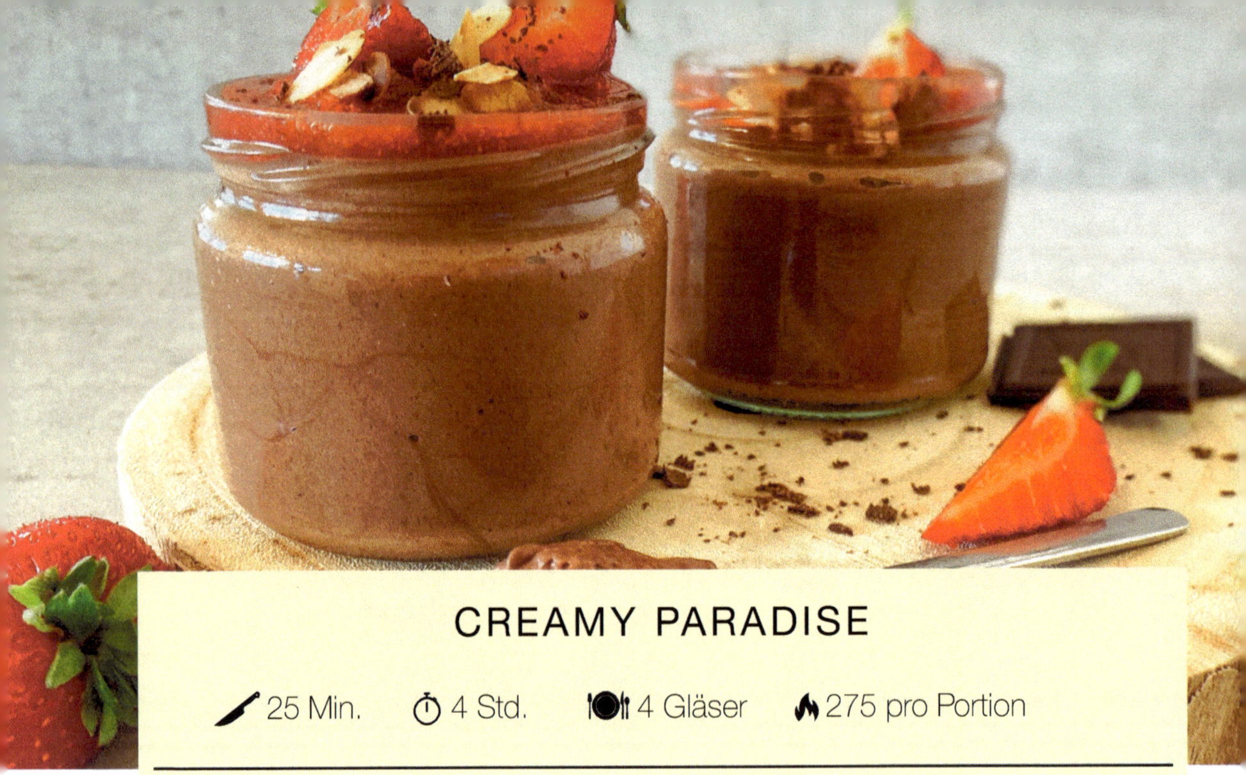

CREAMY PARADISE

25 Min. 4 Std. 4 Gläser 275 pro Portion

Mousse au Chocolat mit Erdbeer-Relish und Mandelblättchen

MOUSSE:

- 130 g Aqua Faba (Kichererbsenwasser - Siehe Info)
- 1 Prise Salz
- 1 Pack Sahnesteif
- 120 g Zartbitterschokolade (pflanzlich)
- 30 g (Cashew) Sahne (Rezept S. 28)
- 30 g Dattelsirup

RELISH:

- 250 g Erdbeeren
- 1 TL Ingwerpulver
- 1/5 TL Agar Agar
- 1 EL Dattelsirup

DEKO:

- Handvoll frische Minze
- Handvoll Mandelblätter
- 10 g Schokoladenraspeln

KÜCHENUTENSILIEN: Handmixer, Kochtopf, Standmixer

MOUSSE:

1. Aqua Faba, Salz und Sahnesteif in eine hohe Rührschüssel geben und mit einem Handmixer steif schlagen.

2. Zartbitterschokolade mit der Cashew-Sahne auf niedrigster Temperatur in einem Topf langsam schmelzen lassen. Wenn die Schokolade geschmolzen ist, den Topf vom Herd nehmen und die Dattelpaste unterrühren.

3. Die flüssige Schokoladenmischung soweit abkühlen lassen, ohne dass sie wieder fest wird, dann vorsichtig zu dem aufgeschlagenen Aqua Faba geben und unterheben (Achtung: Schokolade darf beim unterheben nicht zu heiß sein, da das Aqua Faba sonst wieder einfällt). Wenn alle Zutaten gleichmäßig miteinander vermengt sind, das Mousse au Chocolat in 4 kleine Dessertgläser umfüllen und in den Kühlschrank stellen. Für mindestens 3 Stunden fest werden lassen. In der Zwischenzeit das Relish zubereiten.

RELISH:

4. Die Hälfte der Erdbeeren mit einem Schluck Wasser oder Weißwein in einem Standmixer pürieren. Die andere Hälfte in Scheiben schneiden.

5. Pürierte und geschnittene Erdbeeren in einen kleinen Topf geben. Agar Agar, Ingwerpulver und Dattelsirup mit einrühren und kurz zum Kochen bringen. Anschließend Hitze reduzieren und unter gelegentlichem Rühren für 5 Minuten köcheln lassen. Daraufhin vom Herd nehmen und abkühlen lassen.

SERVIEREN:

6. Zum Servieren, das Relish auf die 4 Gläser aufteilen. Mit frischer Minze, Schokoladenraspeln und Mandelblättchen bestreuen (Tipp: Mandelblättchen kurz in einer Pfanne goldbraun rösten für ein besseres Geschmacksaroma).

Info: Kichererbsenwasser wird auch „Aqua Faba“ genannt. Damit ist die Flüssigkeit gemeint, in welcher die Kichererbsen z.B. in der Dose oder im Vorratsglas schwimmen. Die Kichererbsen abgießen und das Abtropfwasser dabei auffangen. Die Kichererbsen z.B. für Hummus verwenden. Alternativ gibt es in gut sortierten Supermärkten auch Aqua Faba im Tetrapack zu kaufen.

Mehr zum Thema „Agar Agar“ findest du auf S. 22

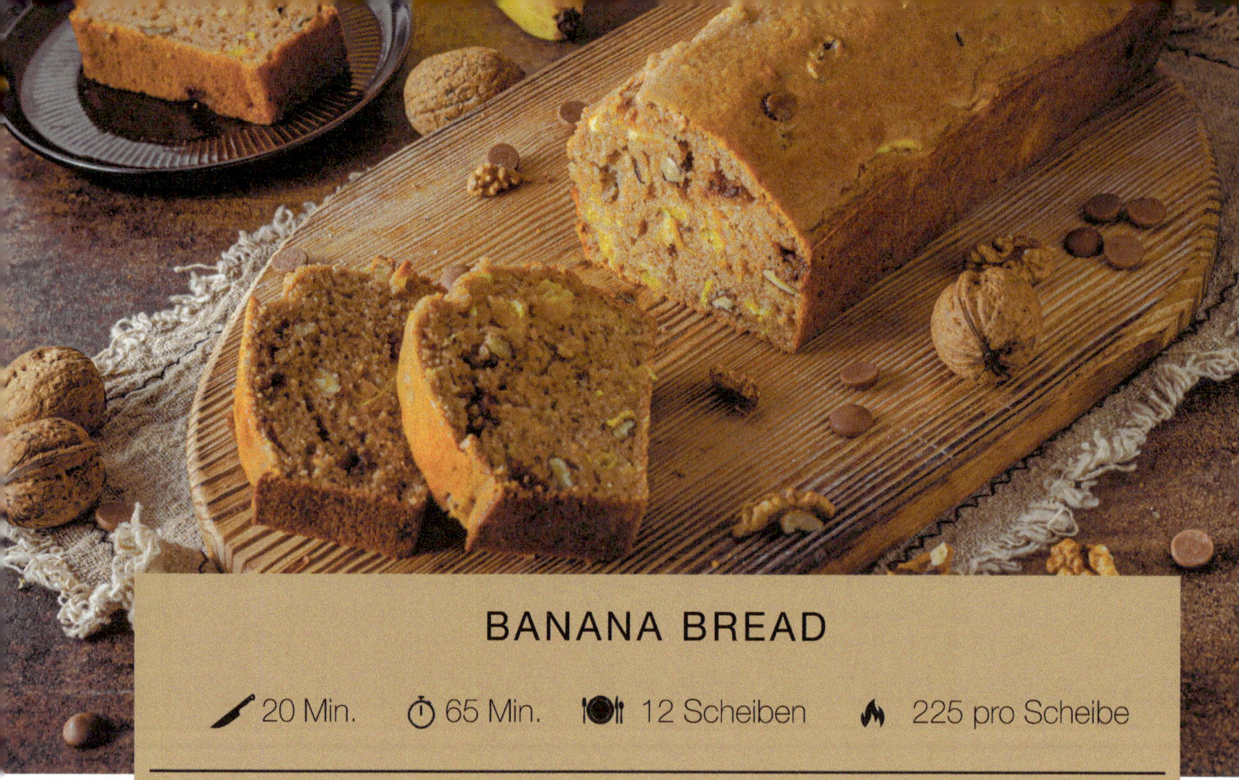

BANANA BREAD

20 Min. | 65 Min. | 12 Scheiben | 225 pro Scheibe

Saftiges Bananenbrot mit Walnüssen

ZUTATEN:

- 4 reife Bananen
- 2 EL Kokosöl
- 100 ml Pflanzendrink (z.B. Kokos oder Soja-(Vanille))
- 2 TL Vanillepaste
- 200 g Vollkornmehl
- 40 g Leinsamen (geschrotet)
- Optional: 2 EL Flohsamenschalen (siehe Tipp)
- 100 g Dattelpaste
- 1 Päckchen Backpulver
- 120 g Walnüsse
- 2 TL Zimt
- 1 TL Kardamon

KÜCHENUTENSILIEN: Handmixer, Kastenform, Backpapier

1. Bananen mit einer Gabel zerdrücken und in eine große Rührschüssel geben. Kokosöl, Pflanzendrink, Dattelpaste, Vanillepaste, Zimt und Kardamon hinzufügen und mit einem Handmixer verrühren.

2. Anschließend Mehl, Backpulver, Leinsamen und Flohsamenschalen unterrühren.

3. Walnüsse grob mit dem Messer hacken und dem Teig unterheben.

4. Eine Kastenform mit Backpapier auslegen (siehe Tipp). Den Teig in die Backform umfüllen und glatt streichen. Bananenbrot im Ofen bei 180 Grad für 40-45 Minuten fertig backen. Herausnehmen und auf einem Gitter abkühlen lassen.

5. Bananenbrot in 12 Schieben schneiden und z.B. mit Vitamin Marmelade (Rezept S. 22) oder pur servieren.

Alternativen:

Ersetze den Pflanzendrink durch Milch.

Walnüsse durch Haselnüsse, Paranüsse, oder Pekannüsse austauschen. Oder eine individuelle Nussmischung zusammenstellen.

Gib zusätzlich getrocknetes Obst mit in den Teig. (z.B. getrocknete Mango oder Aprikosen)

Back-Tipp: Backpapier vor dem Auslegen der Kastenform in der Hand zu einer Kugel zerknüllen. So lässt es sich leichter der Backform anpassen.

Vorrats-Tipp: Friere übrig gebliebene Bananenbrot-Scheiben ein. Bei Bedarf können diese im Toaster aufgetaut werden. So hast du z.B. ein schnelles und gesundes Frühstück.

Teig-Tipp: Füge zum Teig zusätzlich 2 EL Flohsamenschalen hinzu. Dadurch enthält das Bananenbrot mehr Ballaststoffe. Zudem verbessern sie die Teig-Konsistenz, wodurch sich das Brot besser schneiden lässt. Mehr zum Thema Flohsamenschalen kannst du über den QR-Code erfahren.

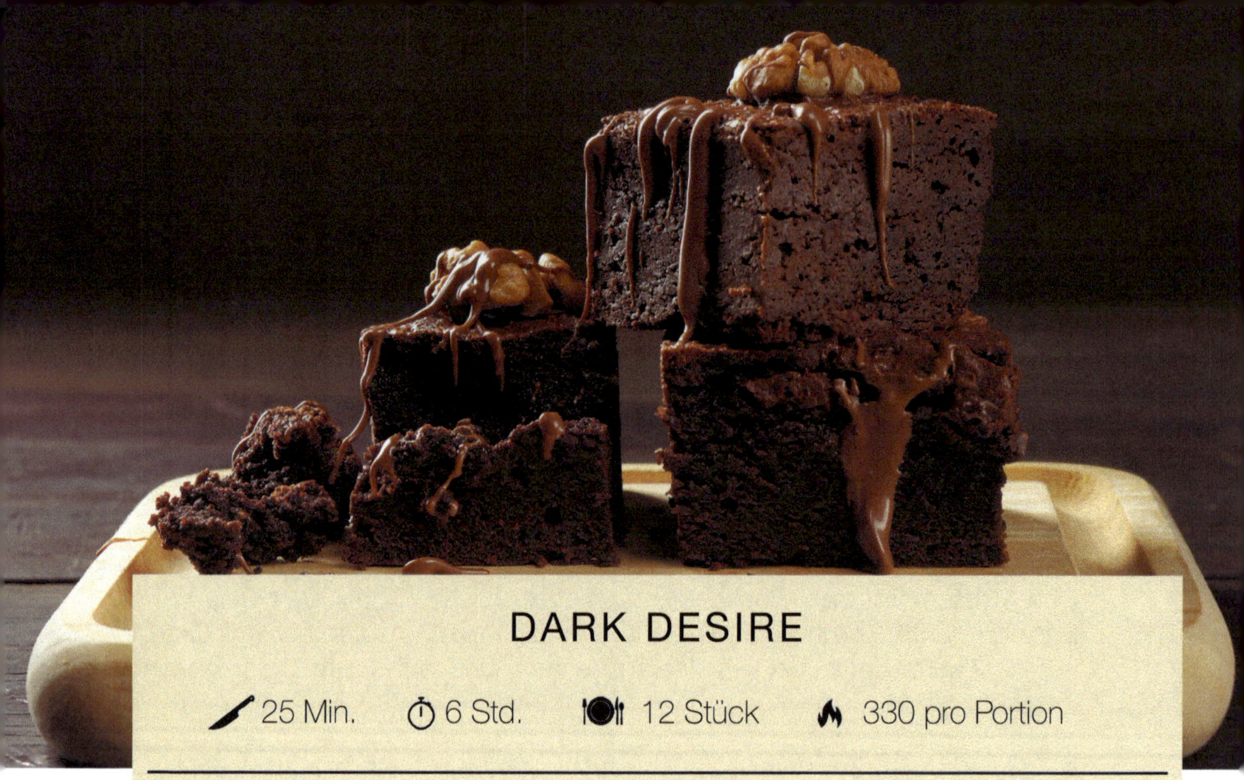

DARK DESIRE

25 Min. 6 Std. 12 Stück 330 pro Portion

Schokoladenbrownies mit Walnüssen

TEIG:

- 80 g Walnüsse
- 170 g gemahlene Mandeln
- 80 g Zartbitterschokolade (pflanzlich)
- 3 EL Leinsamen (geschrotet)
- 220 g Kichererbsen (Abtropfgewicht)
- 60 g Mandelmus
- 150 ml Pflanzendrink
- 1/2 Banane
- 150 g Dattelsirup
- 70 g Back-Kakao
- 1 TL Backpulver
- Optional: 1 TL Vanillepaste

DEKO:

- 50 g Zartbitterschokolade (pflanzlich)
- 1 EL Kokosöl
- Handvoll gehackte Walnüsse

KÜCHENUTENSILIEN: rechteckige Backform, Backpapier, Standmixer, Handmixer, Kochtopf

1. Backofen auf 180 Grad vorheizen und eine Brownie-Backform mit Backpapier auslegen (Siehe Tipp).

2. Walnüsse grob mit dem Messer halbieren und beiseite stellen.

3. Zartbitterschokolade in einen Hochleistungs-Mixer geben und fein mahlen. Den Schokoladenstaub in eine große Rührschüssel umfüllen.

4. Kichererbsen, Banane, Leinsamen, Mandelmus und Pflanzendrink in einen Standmixer geben und solange pürieren, bis eine feine Masse entstanden ist. Die Kichererbsen-Masse zu dem Schokoladenpulver in die Rührschüssel geben.

5. Gemahlene Mandeln, Back-Kakao, Backpulver, Vanille und Dattelpaste ebenfalls in die Rührschüssel geben. Mit einem Handmixer zu einem glatten Teig vermengen. Die gehackten Walnüsse unterheben. Den fertigen Teig in die vorbereitete Backform geben und die Brownies im Ofen für 35 Minuten fertig backen.

6. Brownies aus dem Ofen nehmen und abkühlen lassen. Optional mit Glasur bestreichen. Dafür Schokolade mit Kokosöl in einem Wasserbad schmelzen. Die geschmolzene Schokolade auf die Brownies streichen und mit einer Handvoll gehackter Walnüsse bestreuen.

7. Die Brownies für mindestens 6 Stunden (am besten über Nacht) in den Kühlschrank stellen und fest werden lassen. Am nächsten Tag in kleine Rechtecke schneiden und servieren.

Alternative: Ersetze den Pflanzendrink mit Milch. Das Mandelmus kann komplett oder auch nur teilweise durch Butter ausgetauscht werden.

Back-Tipp: Backpapier vor dem Auslegen in der Hand zu einer Kugel zerknüllen. So lässt es sich leichter der Backform anpassen.

Alternative: Wenn du ganz auf Schokolade verzichten möchtest, kannst du diese weglassen und stattdessen 120 g Backkakao statt 80 g verwenden. Gegebenenfalls mehr Dattelsirup hinzufügen, um den Teig ausreichend zu süßen. Als Alternative zu Schokoladenglasur die Brownies nach dem Backen mit 2-3 EL Back-Kakao bestäuben.

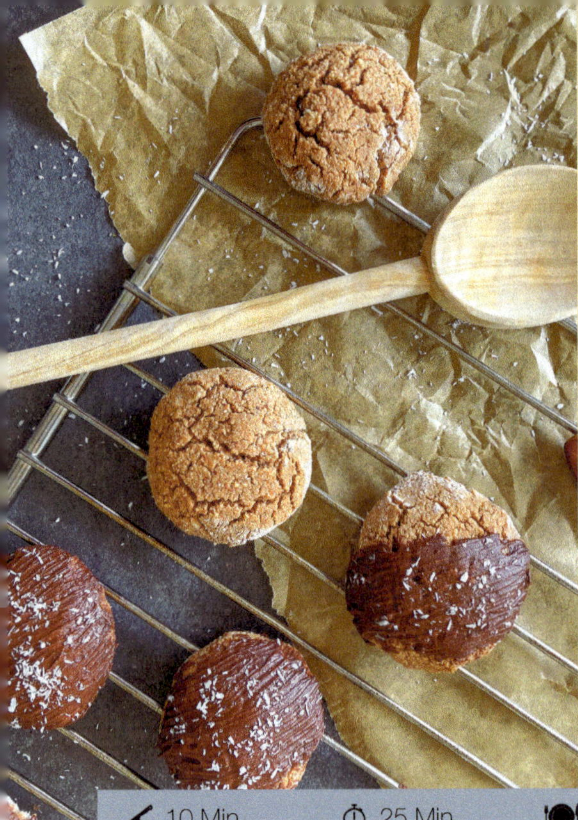

PEANUT-DATE COOKIES

ZUTATEN:

- 160 g Haferflocken
- 2 TL Backpulver
- 40 ml Pflanzendrink
- 70 g Dattelsirup
- 4 EL Erdnussmus oder selbstgemachte Erdnusscreme (siehe Rezept S. 25)

- Optional: 40 g Zartbitterschokolade (pflanzlich)
- Optional: 15 g Kokosraspeln

10 Min. | 25 Min. | 10 Cookies | 145 pro Cookie

Haferkekse mit Erdnusscreme & Datteln

1. Haferflocken in einen Standmixer geben und zu einer mehlähnlichen Konsistenz zerkleinern.
2. Backpulver, Erdnussmus, Pflanzendrink und Dattelsirup in den Standmixer hinzugeben und solange pürieren, bis ein gleichmäßiger Teig entsteht.
3. Den Backofen auf 180 Grad vorheizen und ein Backblech mit Dauerbackfolie auslegen.
4. Den Teig auf einer leicht bemehlten Arbeitsfläche zu einer 8 cm dicken Rolle formen und davon 1 cm dicke Scheiben abschneiden. Die Taler auf das vorbereitete Backblech legen. Die Cookies im Ofen für 10-12 Minuten backen. Abgekühlte Cookies optional mit einem Schokoladenguss garnieren. Dafür 60 g Zartbitter Schokolade in einem Wasserbad schmelzen. Geschmolzene Schokolade mit einem Küchenpinsel auf die Cookies streichen. Nach Geschmack mit Kokosraspeln garnieren.

Reste-Tipp: Ersetze einen Teil der Haferflocken durch „Nuss-Trester", welches bei der Herstellung von selbst gemachten Pflanzendrink (S. 120) als „Abfallprodukt" übrig bleibt. Dafür im ersten Arbeitsschritt nur 60 g Haferflocken zerkleinern und im zweiten Arbeitsschritt 100 g Nuss-Trester hinzugeben.

AMAZING DRINKS

[Leckere Durstlöscher Kreationen für Zuhause
oder Unterwegs]

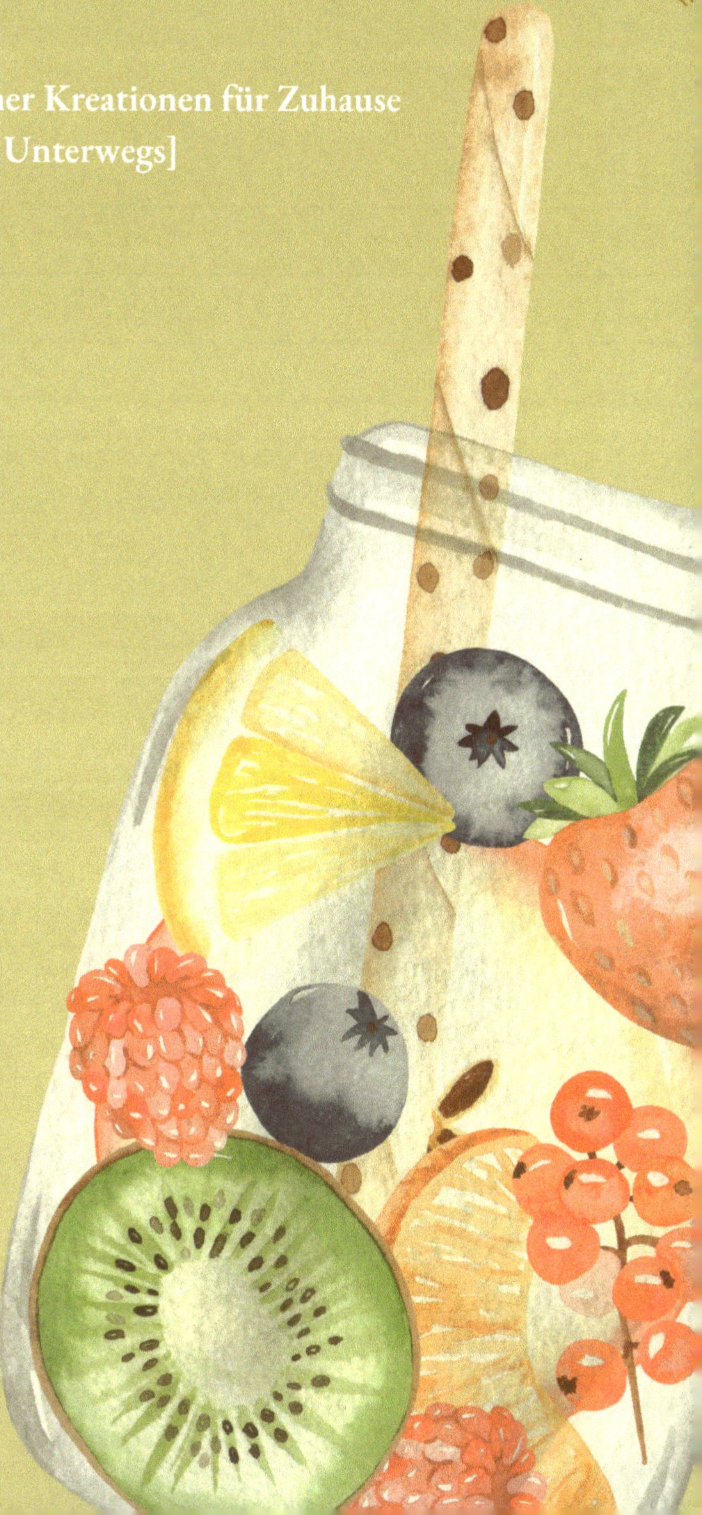

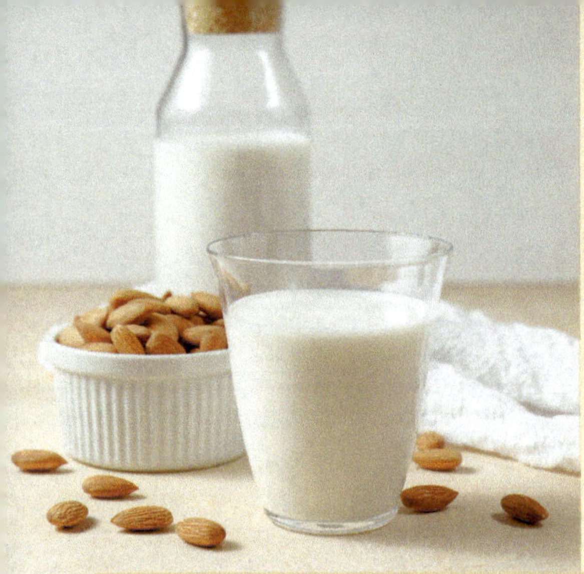

PFLANZENDRINK

ZUTATEN:

- 90 g Nüsse (z.B. Mandel, Haselnuss, Cashew, Walnuss, ...)
- 1 Liter Wasser

15 Min. | 6 Std. | 1 Liter | 20 pro 100 ml

Nussmilch einfach selbst gemacht

1. Nüsse in eine Schale geben und mit Wasser bedecken. Die Nüsse für mindestens 6 Stunden (oder über Nacht) einweichen lassen. Anschließend durch ein Sieb abtropfen lassen.

2. Eingeweichte Nüsse in einen Standmixer geben. 1 Liter kaltes Wasser hinzugeben und auf höchster Stufe für 2 Minuten pürieren.

3. Ein großes Sieb auf eine Schale legen. Das Sieb mit einem sauberen Küchenhandtuch auslegen. Das pürierte „Nuss-Wasser" durch das Küchenhandtuch in die Schale abtropfen lassen. Wenn die meiste Flüssigkeit in der Schale ist, die vier Ecken des Küchenhandtuchs nach oben zusammen nehmen und die Nussreste im Handtuch mit Drehbewegungen gut auspressen, bis diese trocken sind.

   Den übrig gebliebenen „Nuss-Trester" im Küchenhandtuch optional in eine kleine Schüssel umfüllen und anderweitig weiterverwenden (siehe Tipp).

4. Den fertigen Pflanzendrink in eine Glasflasche umfüllen und im Kühlschrank bis zur Verwendung aufbewahren. Pflanzendrink innerhalb von 3-5 Tagen aufbrauchen.

Reste-Tipp: Beim Herstellen des Pflanzendrinks bleiben sogenannte „Trester" als „Abfallprodukt" übrig. Der Trester kann jedoch weiterverwendet werden, wie z.B. für das Herstellen von selbstgemachtem Mandelfeta (siehe Rezept S. 108) oder für Cookies (siehe Rezept S. 118)

GINGER TEA

ZUTATEN:

- 1-2 Orangen
- 1/2 Zitrone
- Stück Ingwer (3cm)
- Optional: 1 Priese Zimt
- Optional 1/2 Zweig Rosmarin

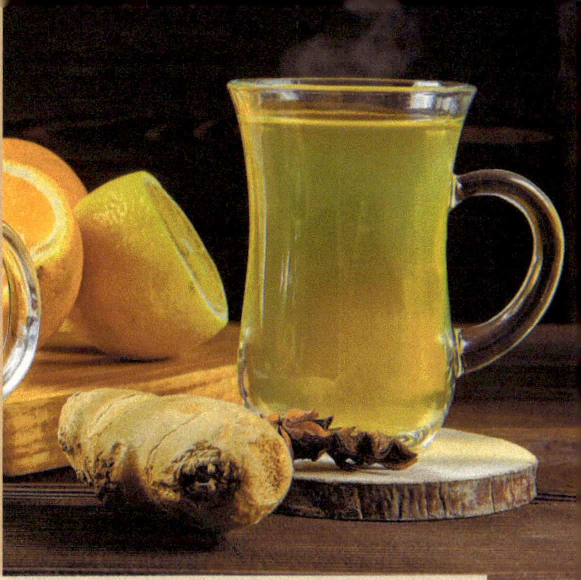

5 Min. | 25 Min. | 1.5 Liter | 10 pro 100 ml

Orangen-Ingwer Tee

1. Ingwer klein würfeln und in einen großen Krug geben. Mit 1 Liter kochendem Wasser übergießen und 20 Minuten ziehen lassen. In der Zwischenzeit mit dem Rezept fortfahren.

2. Orange optional schälen und Schalenstreifen beiseite stellen. Orange und halbe Zitrone auspressen. Den Saft am Ende der Ziehzeit zusammen mit einer Prise Zimt in den Krug dazugeben.

3. Den Tee durch ein Sieb in eine Thermoskanne umfüllen, um die Ingwer-Stücke zu entfernen. Bei Bedarf in eine Tasse gießen und optional mit Orangen-Schalen-Streifen und frischen Rosmarin garnieren.

Info: Besonders im Winter ist der Orange-Ingwer Tee ein gute Unterstützung für das Immunsystem. Sowohl Orange, Zitrone, Ingwer, Rosmarin und Zimt können das Immunsystem durch ihre Wirkstoffe unterstützen und so helfen einer Erkältung vorzubeugen.

Tipp: Abends eine Thermoskanne vorbereiten und am nächsten Tag mit in die Arbeit nehmen.

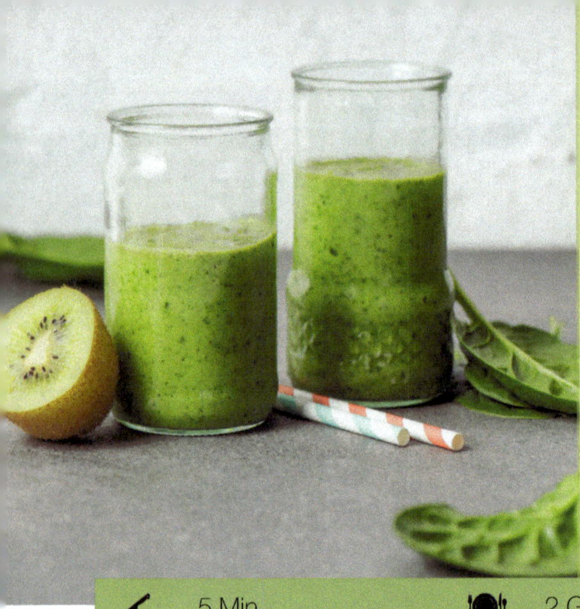

GREEN VIBES SMOOTHIE

ZUTATEN:

- 1/2 Banane
- 1 Kiwi
- 30 g Babyspinat
- 1 TL Matcha
- 5 Physalis Früchte
- 80 g Ananas (TK oder frisch)

5 Min. | 2 Gläser (350 ml) | 120 pro Glas

Grünes Blattzeugs als Getränk und lecker? - JA! So wird's gemacht…

1. Alle Zutaten mit 500 ml kaltem Wasser in einen Standmixer geben und pürieren, bis keine Stückchen mehr vorhanden sind. In ein Glas umfüllen und optional mit etwas frischer Minze, Eiswürfeln und einem Strohhalm servieren.

Weitere Smoothie Rezepte findest du über den QR-Code

Info: Banane ist besonders sättigend, doch Spinat enthält deutlich mehr wertvolle Nährstoffe für den Körper. An grüne Smoothies muss man sich gewöhnen, daher lieber zu Beginn nur eine Handvoll Spinat in den Smoothie geben und die Menge langsam erhöhen, als gleich die ganze Packung zu verwenden aber den Smoothie dann vom Geschmack her nicht mehr lecker zu finden. Bei einer Handvoll wird man noch nichts rausschmecken, da die Banane den Spinatgeschmack „übertönt". Trotzdem gewöhnt sich der Körper so an den Geschmack von Spinat im Getränk, wodurch der Spinat Anteil mit jedem Smoothie langsam erhöht werden kann.

Tipp: Für noch mehr Nährstoffe, kann optional 1 TL „Amla Pulver" mit untergerührt werden. Amla Pulver besteht aus pulverisierter japanischer Stachelbeere. Diese Beere zeichnet sich durch ihre einzigartig hohe Konzentration von Antioxidanzien aus. Daher eignet sich die Beere besonders vor oder nach dem Sport, um dem oxidativen Stress im Körper entgegen zu wirken.

Entdecke mehr von PureHealth

www.purehealth-community.de

Persönliche Beratung:

Du bist auf der Suche nach spezifischen Antworten für deine Gesundheit, welche genau auf deine aktuelle und individuelle Situation passen? - In einem persönlichen Beratungsgespräch können wir gemeinsam Lösungen erarbeiten, um deine Gesundheit und Zufriedenheit im Alltag zu verbessern.

Abnehmen mit Hilfe - PureHealth Coaching-Programm:

Du möchtest gerne *gesund und nachhaltig abnehmen* und wünscht dir dabei Begleitung, sodass du keine gesundheitlichen Fehler machst und langfristig motiviert bleibst? Dann sieh dir unser eng begleitetes 1:1 Coaching Programm an und finde heraus, ob dies das Richtige für dich ist.

Fragen stellen & Kommunikation:

Du hast Fragen zu den Rezepten? Oder du hast Ideen, wie wir das Buch noch besser gestalten könnten? Dann nutze den QR-Code und tritt mit uns in Kontakt. - Wir freuen uns darauf dir weiterzuhelfen!

IMPRESSUM

Mitwirkende

Verlag: PureHealth Books
Autorin: Sonja Hofmann
Umschlaggestaltung: Sprudelkopf Design – Jasmin Raif, www.sprudelkoepfe.com
Umschlagmotiv: iStockphoto ©Egor Suvorov, ©ISpiyaphong, ©sveta_zarzamora
Lektorat: Alexander Tänzel
Food-Fotografie: Envato Elements, PureHealth
Illustrationen: Envato Elements

Auflage

1.Auflage, Oktober 2022
Sprache: Deutsch
ISBN: 978-3-9825050-0-8

Herausgeber

PureHealth Books | Sonja Hofmann
Gewerbepark 20, 87477 Sulzberg, Deutschland
Kontakt: purehealth.tribe@gmail.com

Printed in Poland
by Amazon Fulfillment
Poland Sp. z o.o., Wrocław

16880212R20072